PRIVILÉGE EXCLUSIF

S. G. D. G.

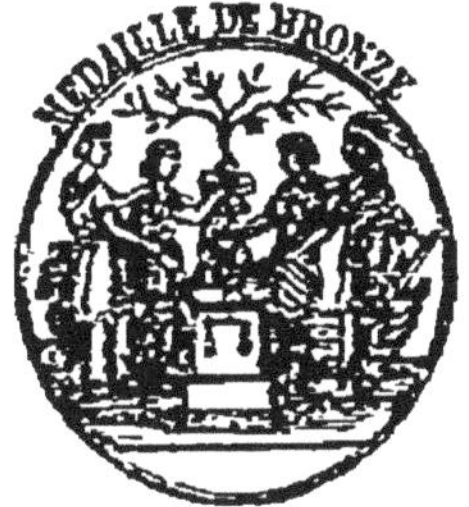

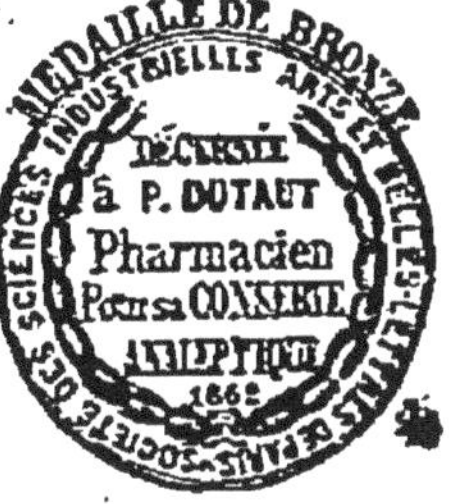

NOTICE

SUR LA

CONSERVE ANALEPTIQUE

DE

P. DUTAUT

BORDEAUX

PHARMACIE DUTAUT

18, rue Esprit-des-Lois, 18

PRIVILÈGE EXCLUSIF

S. G. D. G.

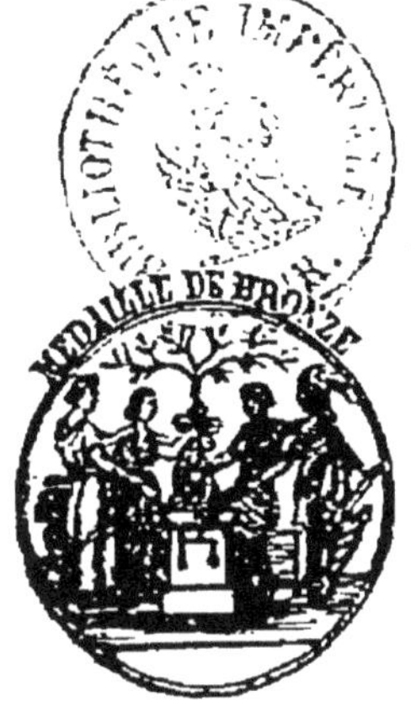

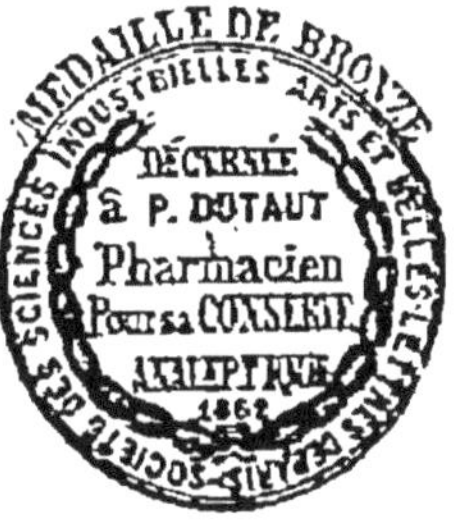

NOTICE

SUR LA

CONSERVE ANALEPTIQUE

DE

P. DUTAUT

BORDEAUX

PHARMACIE DUTAUT

18, rue Esprit-des-Lois, 18

NOTICE

SUR

LA CONSERVE ANALEPTIQUE

DU P. DUTAUT.

La première enfance est sujette à des maladies fréquentes et souvent mortelles. Ces maladies résultent toujours d'une alimentation défectueuse. Aussi quels soins ne doit-on pas apporter à l'*allaitement* proprement dit, ainsi qu'au *sevrage!*

Le choix d'une bonne nourrice est le premier devoir des parents. Mais on est obligé de convenir qu'il est fort rare d'en rencontrer une irréprochable. L'expérience démontre tous les jours que le nombre des mauvaises nourrices est considérable. Il en est peu dont le lait soit bon, et souvent il est en si petite quantité qu'il en résulte *insuffisance* de nourriture pour le nourrisson.

Il n'est que trop fréquent que *la nourrice devient grosse* pendant l'allaitement, et l'on sait l'influence de cet état sur le lait.

Enfin *la nourriture, les impressions morales*, ont une action directe et souvent funeste sur le lait, et l'alimentation devenant défectueuse, des troubles sérieux surviennent dans les fonctions de l'appareil digestif.

Cette irritation est toujours caractérisée par des coliques, de la diarrhée, des vomissements. Beaucoup d'enfants succombent à ces lésions du tube intestinal. Le refus de tout aliment les rend d'une faiblesse désespérante, et le médecin ne peut apporter que des soins imparfaits au nourrisson, parce qu'il vomit tout ce qu'on veut lui faire prendre.

La nourriture étant la seule cause du mal, on comprend aisément l'importance d'un aliment qui met à l'abri de tout dérangement l'enfant en bas âge.

La **Conserve analeptique** est une sorte de fécule que l'on associe à l'eau ou au lait, pour en faire une bouillie dont le goût est des plus agréables. Pour l'enfant naissant, on la prépare avec de l'eau seulement. Quelques jours après la naissance, on peut y ajouter un tiers de lait. A mesure que l'enfant grandit, et en tenant compte de sa constitution, on diminue la quantité d'eau en augmentant celle du lait. Bientôt on prépare la bouillie au lait pur, ce qui arrive généralement vers le troisième mois.

L'enfant ainsi nourri n'éprouve aucun des dérangements qui se manifestent durant la période de l'allaitement. S'il arrive qu'il souffre de coliques ou de diarrhées, ce n'est qu'accidentel, et alors on y remédie en mêlant au lait une certaine quantité d'eau, ce qui rend l'aliment moins nourrissant. *On peut, au besoin, mettre moins de* ***conserve*** *dans la bouillie.*

La bouillie à base de **Conserve analeptique** constitue un aliment léger, mais essentiellement nutritif. Facilement digéré par l'enfant en bas âge, il en résulte une santé parfaite et un embonpoint peu commun.

On peut donc, faute d'une bonne nourrice, allaiter artificiellement un enfant, dès sa naissance, au moyen de la **Conserve analeptique.**

Mais on peut faire de cet aliment précieux des applications plus fréquentes.

Il arrive qu'à l'heure de la naissance d'un enfant on n'a pas sous la main la nourrice qu'on lui destine. Alors, au lieu de lui donner simplement du lait coupé et sucré (car la mère est souvent incapable de nourrir), on peut faire usage, comme il est dit plus haut, de la **Conserve analeptique**, avec laquelle on prépare une bouillie à l'eau. On peut ainsi attendre l'arrivée de la nourrice, sans que l'enfant souffre de ce retard.

Beaucoup de mères veulent nourrir elles-mêmes leur enfant; mais souvent leur faiblesse exige d'avoir recours à une nourrice étrangère. La mère serait trop épuisée, et l'enfant ne serait pas suffisamment nourri. La **Conserve analeptique** vient en aide au peu de lait de la mère. L'enfant prend le sein et en même temps la bouillie qu'on lui prépare. Il en résulte une *alimentation mixte* dont un grand nombre de médecins ont constaté les bons effets, et la mère a la satisfaction de ne pas abreuver son enfant d'un lait mercenaire.

On comprend tout l'avantge que l'on retire d'un pareil mode d'allaitement, en songeant à l'influence du lait sur le nourrisson. Que d'enfants sont victimes d'une lactation défectueuse! Combien en est-il dont le sang est vicié, dont la santé est à jamais compromise pour avoir été allaités par une nourrice phthisique, scrofuleuse, etc.

Enfin la **Conserve analeptique** est un aliment utile et commode à l'époque du *sevrage*.

La privation brusque du lait, auquel on substitue une nourriture plus substantielle, amène des désordres dans le tube digestif. On ne doit pas se hâter de donner à l'enfant sevré un aliment trop nourrissant. Son estomac est encore trop faible pour digérer indistinctement toute substance alimentaire.

On peut donc, avant de lui donner (comme il le désire souvent), soit du jus de viande, soit de la viande même, préalablement mâchée; lui faire prendre de la bouillie à la **Conserve analeptique**. On la prépare au lait pur, et on lui en donne, si l'on veut, aux heures des repas, préparée avec du bouillon gras.

On voit quels avantages on peut retirer de ce nouvel aliment, qui a été expérimenté par les médecins les plus recommandables. Les résultats ont toujours été on ne peut plus satisfaisants.

Il s'applique avec le même succès à *l'alimentation de l'enfant naissant, à l'alimentation mixte* et au *sevrage*.

Il est facile de comprendre son utilité pour les convalescents et les vieillards. En effet, les uns et les autres, affaiblis par la maladie ou par l'âge, ont l'estomac aussi délicat que celui d'un enfant, et ne peuvent plus agréer que l'aliment de l'enfance.

L'emploi de la **Conserve analeptique** est simple et facile.

On délaye la **Conserve** *dans du lait bouillant, que l'on ajoute par petites parties ; on met sur le feu, en ayant soin d'agiter* **sans cesse** *et de tenir le mélange en ébullition durant vingt minutes environ.*

Cette bouillie, nous le répétons, est constamment agréée par les enfants et les malades.

La dose de **Conserve** *est une cuillerée à café pour une tasse de lait ou de bouillon.*

HOTEL DE VILLE DE PARIS

SOCIÉTÉ DES SCIENCES INDUSTRIELLES

Présidence de M. CASTAING

Vice-Présidences de MM. les D^rs marquis DU PLANTY et AD. LANGLEBERT, chevaliers de la Légion-d'Honneur

Séance du 14 novembre 1862

RAPPORT

SUR LA

CONSERVE ANALEPTIQUE

POUR

L'ALLAITEMENT ET LE SEVRAGE

COMPOSÉE ET PRÉPARÉE

Par M. P. DUTAUT

Pharmacien à Bordeaux

SÉANCE DU 14 NOVEMBRE 1862

MESSIEURS,

L'allaitement est l'action de nourrir un enfant avec du lait. Ainsi considéré, l'allaitement se divise en naturel, qui comprend l'allaitement par la mère, par une nourrice étrangère ou par un animal; et en artificiel, qui s'opère à l'aide d'instruments de différentes formes. Nous ne dirons pas que le premier mérite la préférence, c'est chose que tout le monde sait, mais nous insisterons sur les avantages de l'allaitement par par la propre mère du nouveau-né. Lorsque par un instinct inné, dit Raspail, le nourrisson attache ses lèvres au bout du sein de la mère nourricière, le lait aspiré par la succion passe des vaisseaux maternels dans l'estomac de l'enfant, comme s'il circulait d'un canal lactifère dans un autre, et, à l'abri du contact de l'air, il parvient à la nutrition du petit parasite avec toutes les qualités qu'il apporte des tissus dans lesquels il s'est formé. Mais il n'en est plus de même dès l'instant qu'on est obligé de substituer l'allaitement naturel et de remplacer la mamelle de la mère par le biberon ; toutes les conditions de la nature sont changées ; il faut que la vigilance la plus active tienne lieu de tout ce qui manque, et que les soins de propreté se multiplient pour conserver intacte au passage la substance que la mère se contentait d'offrir. Le lait de la mère est une panacée contre tous les maux de l'enfant ; il le nourrit, le guérit, le soulage, le console. Le lait étranger ne le nourrit que péniblement. Après s'en être repu, on voit qu'il lui manque quelque chose ; ses lèvres semblent chercher la coupe qui seule saurait le désaltérer ; et si la douleur vient à envahir cette existence incomplète, il faut que toute la science de la médecine lutte longuement contre un mal qu'une goutte de nectar maternel aurait dissipé sur l'heure.

Malheureusement, Messieurs, toutes les mères ne sont pas dans des conditions convenables pour nourrir elles-mêmes leur enfant, et dans ce cas elles doivent forcément y renoncer, l'une parce qu'elle n'a pas assez de lait ou en manque totalement ; l'autre, parce que son lait est mauvais, mal constitué ; quelques-unes, parce qu'elles sont chétives, délicates ou scrofuleuses, rachitiques, phthisiques, etc.

C'est dans le but d'apporter des améliorations salutaires aux divers modes d'allaitement, et de remédier aux dangers qu'ils peuvent avoir, que M. Dutaut a eu l'idée de substituer à l'usage du lait, dans le cas de mauvaise nourrice, un aliment qui convient parfaitement à la délicatesse de l'estomac de l'enfant, tout en réparant et augmentant ses forces.

La **Conserve analeptique** de M Dutaut a pour éléments principaux des saccharures (à base végéto-animale) unies à des matières amylacées qui la rendent propre à faire, avec le lait, une bouillie dont le goût est des plus agréables, et que les enfants préfèrent quelquefois à l'allaitement naturel. Nourriture légère, bien qu'essentiellement nutritive, elle est surtout préparée dans le but d'un émulsionnement facile avec les sucs émanés du foie et du pancréas. Aussi en retire-t-on sans cesse un embonpoint remarquable, et jamais ni coliques, ni diarrhées, ni vomissements ne viennent affliger les jeunes enfants soumis à son usage.

Elle réunit à ses propriétés nutritives l'avantage d'être facilement digérée par les estomacs les plus faibles et les plus débiles.

M. Dutaut a publié un ouvrage qui tend à substituer à l'allaitement naturel, si souvent entravé par les pénuries sociales, et dont les défauts sont innombrables, l'usage de la **Conserve analeptique**. Il est facile de comprendre qu'une pareille substitution ne saurait être faite instantanément, et ce n'est qu'après un certain temps consacré à l'expérience, que ce système pourra prévaloir. Du reste, serait-il admissible qu'un tel bouleversement s'opérât aussitôt? Non, assurément; mais *doit-on rester sourd à la voix de l'expérience, et le raisonnement peut-il être* L'UNIQUE *fondement des choses utiles dans la pratique?*

Evidemment ce n'est point à la classe privilégiée que s'adresse la *substitution* proposée. Mais s'il est quelques familles qui peuvent faire un choix spécial d'une nourrice, suivant le conseil d'un médecin de mérite, s'il leur est possible de conserver sous leurs yeux, et sous la surveillance du docteur, le précieux dépôt qu'elles confient à des mains étrangères, n'en est-il pas un nombre bien plus considérable qui sont obligées de se séparer de leur enfant, lequel est abandonné aux soins d'une nourrice éloignée? — Et alors, quelle surveillance pourra être exercée? Quels soins personnels pourra-t-on apporter à la frêle créature dont on se sépare avec regret? Vous savez tous, Messieurs, que le défaut de soins et une lactation défectueuse sont les causes les plus fréquentes de la mort des enfants à la mamelle.

En l'absence donc de la mère nourrice, la **Conserve analeptique** de M. Dutaut peut rendre de grands services. Des expériences nombreuses, suivies du plus grand succès, ne laissent d'ailleurs aucun doute sur la valeur nutritive de ce nouvel aliment.

Nous avons sous les yeux une foule d'observations

cliniques les plus concluantes, recueillies par d'habiles observateurs. Aux noms si connus de M. le docteur Le Barillier, médecin en chef de l'hôpital des Enfants de Bordeaux ; de M. le docteur Rey, ancien chef de service de l'hôpital Saint-André ; de M. le docteur Cassoulet, de M. le docteur Salle-Estradères, de Condom, nous pourrions joindre ceux de MM. les docteurs Garrigou-Laménie, Hirigoyen, etc.

Nous citerons l'opinion de MM. les docteurs Le Barillier et Cassoulet.

« J'ai expérimenté cet aliment nouveau dans les différentes sections de mon service, et particulièrement dans la section d'allaitement et dans la salle des enfants au-dessous de l'âge de six ans.

» 1° Dans la section d'allaitement, j'ai soumis à l'usage *exclusif* de cette **Conserve** quatre enfants que des circonstances exceptionnelles m'empêchaient de confier à nos nourrices. Chez tous les enfants, *malgré les circonstances défavorables dans lesquelles ils se trouvaient* (mères syphilitiques), cet aliment *a été parfaitement supporté, et n'a provoqué ni vomissements, ni diarrhée.*

» Plus tard, lorsque des accidents syphilitiques se sont développés chez trois de ces enfants, cette alimentation a pu être continuée jusqu'au moment où les progrès du mal nous ont obligé à supprimer toute espèce d'aliment. Ces enfants ont succombé. Le quatrième a été envoyé à la campagne, il est bien portant.

» 2° Dans la salle des enfants au-dessous de six ans, quatre enfants ont pris aussi pour nourriture *exclusive* cette **Conserve.** Ces quatre enfants étaient convalescents de maladies graves : deux étaient atteints d'anasarque, suite de fièvres intermittentes chroniques, et de lésion de la rate ; deux autres avaient eu des pneumonies graves.

» Chez tous ces petits malades, cette **Conserve** a produit d'*excellents effets ;* les fonctions digestives se sont régularisées, et la *nutrition* s'est faite d'une manière convenable. Un de ces enfants a succombé, mais la **Conserve analeptique** a pu être continuée jusque dans les derniers moments. Ces résultats sont concluants en faveur du nouveau mode d'alimentation que vous proposez.

» Agréez, etc. » Dr LE BARRILLIER,

» Médecin en chef de l'hôpital des Enfants.

» Bordeaux, le 5 novembre 1860. »

« Je, soussigné, docteur en médecine, cours Napoléon, 87, certifie que la **Conserve analeptique** de M. Dutaut, honorable pharmacien de notre ville, a été très utile à plusieurs de mes jeunes malades atteints de diarrhée chronique et tombés dans le marasme, et que cette **Conserve**, encore trop peu connue, réalise dans l'espèce la combinaison tant cherchée de nos jours, la combinaison *intime, efficace* et *agréable* du remède et de l'aliment.

» Dr CASSOULET. »

» Bordeaux, le 3 août 1860. »

Nous avons expérimenté nous-même, Messieurs, cet excellent aliment sur ma plus jeune enfant, âgée de six mois, et nous nous faisons un devoir de déclarer que cette **Conserve analeptique** a été prise avec le plus grand plaisir par cette enfant, parfaitement assimilée, et que chaque jour qu'elle en a pris, elle ne s'est presque jamais réveillée la nuit, contrairement à ce qui a lieu par l'allaitement de la mère.

Comme la **Conserve analeptique** de M. Dufaut est une fécule combinée à des principes gélatineux, il est naturel qu'on doive l'allier au lait ou au bouillon, selon le but que l'on veut atteindre :

Au lait pur ou coupé, pour l'enfant naissant et pour l'état de grandes faiblesses intestinales ; au lait pur ou au bouillon, jusqu'au sevrage et au-delà, ou bien dans la convalescence de l'adulte.

L'utilité de cet **analeptique**, Messieurs, s'est fait remarquer aussi dans les cas de consomption et de marasme, dans la convalescence des affections inflammatoires de l'intestin, dans les suites de fièvres typhoïdes, etc.

Nous croyons que cette **Conserve** trouverait également son emploi dans les cas de phthisie pulmonaire ou mésentérique, alors que nul aliment ne peut être supporté.

Nous pouvons résumer ainsi, Messieurs, les avantages de ce nouvel aliment :

1° On peut l'employer dès la naissance de l'enfant auquel on destine l'allaitement au biberon, et son usage est incontestablement préférable au lait pur ou coupé que l'on donne en pareil cas ;

2° S'il arrive que l'on n'a pas sous la main la nourrice, cet aliment salutaire permet d'attendre son arrivée, quelque retardée qu'elle puisse être ;

3° Toutes les fois que l'enfant allaité est fatigué par des coliques, des vomissements ou de la diarrhée, on fait usage de la **Conserve analeptique**, sous l'influence de laquelle on verra bientôt disparaître ces affections, quelquefois mortelles. On comprendra dès lors l'avantage que l'on peut en retirer à l'époque de la dentition ;

4° C'est un aliment précieux à l'époque du sevrage ; alors qu'il est important d'éviter une transition trop brusque de l'allaitement proprement dit à l'alimentation généralement trop substantielle qui lui succède ;

5° Enfin on retirera de bons effets de cette **Conserve** dans les convalescences, dans divers cas de consomption, etc., etc.

C'est donc ici, Messieurs, un de ces services réels qu'a rendu M. Dutaut à l'hygiène alimentaire de la première enfance, à la thérapeutique de diverses affections, et pour lequel nous sommes heureux de vous demander une récompense.

Récompense : MÉDAILLE DE BRONZE.

Le Rapporteur,

Dr B. LUNEL.

(Extrait du *Bulletin médico-pharmaceutique*, 1er décembre 1862.)

LETTRE DE M. LE DOCTEUR LE BARILLIER, MÉDECIN EN CHEF DE L'HÔPITAL DES ENFANTS-TROUVÉS DE BORDEAUX.

« Monsieur,

» Je viens vous donner quelques renseignements sur les résultats obtenus avec votre **Conserve analeptique**, que vous avez si généreusement mise à ma disposition.

» Je l'ai expérimentée sur un grand nombre d'enfants, chez lesquels l'allaitement n'était pas possible dans mes salles ; en général, *la nutrition a été satisfaisante*, et tous ont pris avec avidité cet aliment, qui est fort agréable. Je ne doute pas que cette **Conserve** alimentaire ne remplace avec succès la plupart de nos fécules, et ne soit d'un grand avantage dans l'alimentation souvent difficile de la première enfance.

» Chez plusieurs de nos enfants sevrés, faibles et débilités, cette **Conserve** a produit d'excellents effets.

» En résumé, les résultats obtenus dans toutes les

sections de mon service ont été très satisfaisants. Je me propose de continuer cette expérimentation, et vous prie d'agréer, etc...

» Le médecin en chef de l'hôpital des Enfants,

» Dr LE BARILLIER.

» Bordeaux, 6 juillet 1860. »

AUTRE LETTRE DE M. Dr LE BARILLIER.

« Monsieur,

» Depuis ma dernière lettre, il m'est possible de vous donner des renseignements plus circonstanciés sur l'emploi de votre **Conserve analeptique.**

» Comme j'ai eu l'honneur de vous le dire, j'ai expérimenté cet aliment nouveau dans les différentes sections de mon service, et particulièrement dans la section d'allaitement et dans la salle des enfants au-dessous de l'âge de six ans.

» 1° Dans la section d'allaitement, j'ai soumis à l'usage *exclusif* de cette **Conserve** quatre enfants que des circonstances exceptionnelles m'empêchaient de confier à nos nourrices. Chez tous ces enfants, *malgré les circonstances défavorables dans lesquelles ils se trouvaient* (mères syphilitiques), cet aliment *a été parfaitement supporté, et n'a provoqué ni vomissements, ni diarrhée.*

» Plus tard, lorsque des accidents syphilitiques se

sont développés chez trois de ces enfants, cette alimentation a pu être continuée jusqu'au moment où les progrès du mal nous ont obligé à supprimer toute espèce d'aliment. Ces enfants ont succombé. Le quatrième a été envoyé à la campagne, il est bien portant.

2° Dans la salle des enfants au-dessous de six ans, quatre enfants ont pris aussi pour nourriture *exclusive* votre **Conserve**. Ces quatre enfants étaient convalescents de maladies graves : deux étaient atteints d'anasarque, suite de fièvres intermittentes chroniques, et de lésion de la rate; deux autres avaient eu des pneumonies graves.

« Chez tous ces petits malades, votre **Conserve** a produit *d'excellents effets ;* les fonctions digestives se sont régularisées, et la *nutrition* s'est faite d'une manière convenable. — Un de ces enfants a succombé, mais la **Conserve analeptique** a pu être continuée jusque dans les derniers moments.

» Ces résultats sont concluants en faveur du nouveau mode d'alimentation que vous proposez. Je me réserve de continuer ces expérimentations, et je serai heureux de voir l'empressement avec lequel vous avez mis votre **Conserve analeptique** à notre disposition, recevoir la consécration d'un succès éclatant et de longue durée.

» Agréez, etc...

» Dr Le Barillier,
« Médecin en chef de l'hôpital des Enfants.

Bordeaux, le 5 novembre 1860. »

CERTIFICAT DE M. LE Dr REY, ANCIEN CHEF DE SERVICE A L'HOPITAL SAINT-ANDRÉ, ET PROFESSEUR D'ANATOMIE ET DE CHIRURGIE A L'ÉCOLE DE MÉDECINE DE BORDEAUX.

« Je, soussigné, docteur en médecine, ancien chirurgien chef de service à l'hôpital Saint-André de Bordeaux, et professeur d'anatomie et de chirurgie de l'École de médecine de Bordeaux,

» *Déclare* avoir conseillé l'emploi de la **Conserve analeptique** de M. DUTAUT, pharmacien de Bordeaux, dans les cas de sevrage forcé ou précoce, soit aussi pour aider à l'*insuffisance* de la lactation ordinaire. J'en ai prescrit également l'usage dans les faiblesses et fatigues de l'estomac, la diarrhée ulcérative; dans les gastrites chroniques et dans les hépato-duodénites.

» Dans ces diverses occasions, j'ai toujours vu recueillir les meilleurs résultats de ce produit nourricier.

» Bordeaux, le 29 juillet 1860.

» Dr REY. »

CERTIFICAT DE M. LE Dr CASSOULET.

« Je, soussigné, docteur en médecine, cours Napoléon, 87, certifie que la **Conserve analeptique** de M. Dutaut, honorable pharmacien de notre ville, a été très utile à plusieurs de mes jeunes malades atteints de diarrhée chronique et tombés dans le marasme, et que cette **Conserve**, encore trop peu connue, réalise dans l'espèce la combinaison tant cherchée de nos jours, la combinaison *intime, efficace* et *agréable* du remède et de l'aliment.

» Bordeaux, le 3 août 1860.

» Dr CASSOULET. »

CERTIFICAT DE M. LE Dr SALLE-ESTRADÈRES, DE CONDOM.

« Je rends hommage à la vérité en déclarant que la Poudre *analeptique* de M. Dutaut, sans avoir été employée par moi à titre de remède, est un moyen que j'ai été heureux d'utiliser dans trois circonstances :

» 1° Dans un cas d'*allaitement difficile par insuffisance de lait*, ayant suppléé pendant plusieurs mois, au moyen d'une bouillie facilement préparée, et très bien supportée, à la quantité qui manquait à la nourrice ;

» 2° Dans un cas de maladie chronique où *nul aliment ne pouvait être accepté ;*

» 3° Dans une affection nerveuse où des causes moins dangereuses auraient pu amener un dépérissement déplorable.

Condom, le 30 mars 1861.

» Dr SALLE-ESTRADÈRES. »

CERTIFICAT DE M. DAMAS, CONSUL DE BELGIQUE A BORDEAUX.

« Je certifie avoir employé pendant *dix-huit mois*, pour la nourriture d'un de mes enfants, depuis son sevrage, la **Conserve analeptique** de M. Dutaut, pharmacien à Bordeaux, et en avoir été très satisfait.

» Bordeaux, le 31 mars 1860.

» Damas junior. »

CERTIFICAT DE M. LASSALLE, COURTIER DE COMMERCE A BORDEAUX.

« Je certifie avoir employé avec succès, pendant l'*allaitement* et pour le *sevrage* de mon enfant, la **Conserve analeptique** de M. Dutaut, pharmacien à Bordeaux.

» Cette sorte de fécule, dont le goût est très agréable et d'une digestion facile, est, je crois, un aliment précieux appelé à rendre de grands services au premier âge.

» Bordeaux, le 6 avril 1861.

» C. L. Lassalle. »

CERTIFICAT DE M. DAVID, CAPITAINE AU LONG COURS.

« Je, soussigné, François David, capitaine au long cours, demeurant à Bordeaux, chemin des Cinq-Ardits, nº 11, *certifie que mes trois enfants* ont fait usage de la **Conserve analeptique** de M. Dutaut, pharmacien; que cette fécule a parfaitement aidé à les nourrir sans qu'ils aient éprouvé la plus légère indisposition.

» J'affirme en outre que le cadet, n'ayant que *trois*

mois, je fus obligé de renvoyer la nourrice pour cause de maladie, et qu'à partir de ce moment jusqu'à l'âge de *dix-huit mois*, il ne prit *pour toute nourriture* que de cette **Conserve** coupée avec du lait de vache. — Ce mode d'alimentation me réussit au-delà de toute attente; l'enfant devint magnifique et n'eut jamais le plus petit dérangemement, ***même à l'époque de la dentition***.

» Bordeaux, le 1er septembre 1859.

» F. DAVID. »

Aux attestations favorables qui précèdent, nous pourrions en ajouter bien d'autres. Nous allons rapporter ici quelques observations recueillies avec l'autorisation de nos clients. On verra, par ces exemples, dans quels cas notre **Conservé analeptique** peut être utilement employée au profit de la première enfance.

—

Observation I.

30 mars 1861. — L'enfant de M. B..., cours Saint-Jean, est nourri par sa mère; mais il est dans un tel état de faiblesse qu'il ne peut prendre le sein. On lui prépare la bouillie avec la **Conserve analeptique**. Il la prend avec plaisir et la digère parfaitement. Quelques jours après il peut téter, ayant recouvré ses forces perdues. On continue de lui donner de la **Conserve**; il est ainsi soumis à l'alimentation mixte. Plus nourri, il dort la nuit, et laisse dormir sa mère, sans avoir besoin du sein, ce qui profite à la mère et à l'enfant. Santé florissante.

Observation II.

M. H. A..., commune de Moulis (Médoc), a un enfant de onze mois. Il est faible et chétif. Cependant il est nourri au sein. Mais, soit que le lait soit insuffisant ou peu nutritif, il ne profite pas. Quelques dérangements des voies digestives se manifestent même de temps en temps. On lui donne d'abord de la **Conserve** tout en continuant à l'allaiter. Puis l'enfant préfère sa bouillie au lait insuffisant de sa nourrice. On le sèvre entièrement, et on lui donne, pour toute nourriture, la bouillie à base de **Conserve**. Il n'éprouve aucun dérangement, et fait bientôt usage d'aliments un peu plus substantiels.

Observation III.

M. D..., rue de l'Intendance, a un enfant de neuf mois. Sa nourrice est faible. L'enfant se ressent de cette faiblesse et ne profite pas. Il est souffrant. Il prend la **Conserve analeptique**, sans suspendre l'allaitement naturel, et cette alimentation mixte lui est très salutaire. Il peut être sevré dans peu, en usant, pour toute nourriture, dans le principe, de la bouillie à base de **Conserve**.

Observation IV.

14 juillet 1861. — L'enfant de madame Cazeaux, rue des Vignes, 18, a six mois. Il a eu une mauvaise nourrice. Il en est venu à refuser le sein, en même temps que s'est déclaré un dépérissement déplorable. Il maigrit de jour en jour. Des vomissements fréquents et une diarrhée continuelle l'affaiblissent de plus en plus. Il rejette tout ce qu'on essaye de lui faire prendre. M. le docteur Labatut, qui le soigne, déclare qu'il succombera à une

gastrite, et désespère de le sauver. Le mal fait des progrès, et d'une consultation de trois médecins résulte la condamnation du petit malade, que la science déclare ne pouvoir sauver. Il est dans l'étisie, moribond. Madame Cazeaux apprend à ce moment qu'il existe une poudre ou fécule destinée à l'alimentation de la première enfance, et court se procurer un flacon de Conserve analeptique.

Elle commence par lui préparer, avec de l'eau seulement, une bouillie qui est donnée à l'enfant par petites portions. L'enfant, loin de la rejeter, semble l'agréer avec plaisir. On augmente peu à peu les doses, en rapprochant en même temps les distances. L'enfant va de mieux en mieux. Enfin on lui fait sa bouillie au lait pur, et quelquefois avec du bouillon. Le petit malade se remet bientôt entièrement. Les coliques, la diarrhée, les vomissements ont disparu. Il engraisse à vue d'œil, et bientôt sa mère peut montrer à tous son enfant, dont l'embonpoint est tel, dont la santé est si parfaite, qu'on a peine à croire que ce soit le même.

Observation V.

M. L..., route d'Espagne, a un enfant de treize mois. Il a été mal nourri. Son état est désespéré. Il offre les caractères suivants : anémie, chétivité excessive, il n'a que la peau et les os (suivant les expressions mêmes du sieur L...). Il est affaibli jusqu'au dernier degré par une diarrhée combattue sans succès depuis un mois. L'enfant veut se nourrir, mais son estomac se refuse à garder aucun aliment, aussi léger, et en aussi petite quantité qu'il puisse être. C'est un véritable filtre.

Le 14 juillet, M. le docteur Hirigoyen prescrit l'usage de la Conserve analeptique. Le petit malade ne vomit plus. Il se nourrit, et reprend en peu de jours.

Observation VI.

28 juillet 1861. — M. N.... a un enfant de quatre mois, d'une chétivité extrême. Il dépérit de jour en jour. Il a eu une nourrice dont le lait était mauvais. On le nourrit au biberon. Dès qu'il a commencé à se nourrir exclusivement avec la **Conserve analeptique**, son état s'améliore, et on le cite bientôt comme un *bel enfant*.

Observation VII.

Le 25 août 1861, mademoiselle Labat, sage-femme, est appelée chez madame Françoise Gampe, rue du Temps-Passé, 46, dont l'enfant, âgé d'un mois et demi, est vivement fatigué par une diarrhée et des vomissements qui l'affaiblissent de jour en jour. Elle ne peut arrêter ni les vomissements ni la diarrhée. L'enfant refuse tout ce qu'on lui présente, ou, s'il le prend, son estomac le rejette aussitôt. La mort est imminente. Le pouls est d'une faiblesse extrême, le teint livide et le regard terne.

Mademoiselle Labat prescrit alors l'usage de la **Conserve analeptique**. On la prépare avec du lait coupé avec un tiers d'eau. On lui en fait prendre une cuillerée à soupe de quart-d'heure en quart-d'heure, pour ne pas fatiguer son estomac affaibli. Cet aliment est agréé. On rapproche la distance et on donne au second jour la bouillie, par tasses, d'heure en heure. Les vomissements ne se présentent plus. La diarrhée diminue, et peu de jours après, l'enfant, dont l'œil s'est ranimé, ne donne plus aucune inquiétude. On le nourrit exclusivement avec la **Conserve**, et on le cite bientôt dans le quartier comme un *bel enfant*.

Observation VIII.

6 septembre 1861. — L'enfant de madame Barayl, rue Française, 34, est âgé de sept mois. Il est dans l'étisie. Il est affaibli

par des vomissements et la diarrhée. Il ne peut garder aucun aliment. M. le docteur Labatut, qui le visite, désespère de le sauver. Il a eu deux nourrices mauvaises. Il est allaité par une chèvre. Madame Cazeaux (Obs. IV) lui parle de la **Conserve analeptique** qui a été si salutaire à son enfant, et lui en prépare aussitôt. L'enfant la garde. On continue à en faire usage; les vomissements et la diarrhée disparaissent. L'enfant jouit d'une santé et d'un embonpoint remarquables.

—

Observation IX.

18 septembre 1861. — M. X..., raffineur, rue Sainte-Croix, a un enfant de dix-huit mois. Il a eu deux nourrices. Il est sevré depuis un mois et demi. Il acceptait au début toute espèce d'aliments; mais bientôt son estomac est affaibli par une nourriture trop substantielle. Il vomit tout. La **Conserve analeptique** est seule agréée. Il se remet promptement.

—

Observation X.

25 septembre 1861. — Madame Alliot, rue Mautrec, 12, a un enfant de sept mois. Il est chétif. On l'a retiré à sa nourrice pour cause de maladie. On a essayé de lui donner la bouillie ordinaire, du sagou, des bouillons légers. Il refuse tout. Il accepte la **Conserve analeptique**, et reprend en peu de jours. La dentition s'opère sans accident.

—

Observation XI.

Le 29 novembre 1861, madame Labat, sage-femme, prescrit l'usage de la **Conserve analeptique** à l'enfant de madame Nadeau, rue Terre-Nègre. Il a quatre mois. Sa nourrice manque de lait, et une chétivité extrême en résulte. L'enfant veut vivre, comme dit la mère. L'alimentation bienfaisante à laquelle il est soumis lui donne bientôt des forces. Il est très friand de la bouillie à base de Conserve et refuse le sein. Il se remet bientôt, et jouit d'une santé parfaite.

—

Observation XII.

Le 2 octobre 1861, sur la prescription du docteur Cazauvielh, une femme de la Brède soumet à l'allaitement par la **Conserve analeptique** son enfant âgé de deux mois. Il n'a pas eu de nourrice. Allaité au biberon jusqu'à ce moment, il a toujours souffert de coliques et de diarrhée. Parfois il vomit le lait qu'on lui a fait prendre. Il profite sous l'influence de la nouvelle alimentation, et n'éprouve aucun dérangement.

—

Observation XIII.

La femme de M. Simonet (Léopold) a été accouchée par madame Labat. Elle n'a pas de nourrice au moment des couches. Madame Labat conseille, en attendant, l'usage de la **Conserve analeptique**. On la prépare d'abord à l'eau, puis au lait coupé. L'enfant s'en trouve si bien, qu'on ne cherche plus de nourrice, et il est exclusivement nourri par la bouillie à la **Conserve**. Pas le moindre accident n'est venu affliger le nourrisson, qui est magnifique.

—

Observation XIV.

Madame Delphe, accoucheuse, visite l'enfant de M. Servan, tailleur, rue de la Devise-Saint-Pierre, 6. Sa mère le nourrit, mais elle est fatiguée et ne peut continuer à allaiter son enfant. A un mois elle essaie l'alimentation par la **Conserve analeptique.** L'enfant s'en trouve bien ; mais sa mère continue à lui donner le sein. Peu après elle le sèvre complétement. L'enfant est en bonne santé.

Observation XV.

1er mars 1862. — Madame F... habite aux environs de Créon. Elle ne veut pas confier son enfant à une nourrice, et elle le fait allaiter par une chèvre. Mais il est sans cesse éprouvé par des coliques. Il est pâle et chétif. On lui conseille alors la **Conserve analeptique.** Elle en fait usage, et l'enfant en est très friand. On ne lui donne pas d'autre aliment. Les coliques ne le fatiguent plus. Il a quatre mois. Madame F... nous raconte alors que son médecin, voyant un si bel enfant, lui donne un an d'âge, et ne peut croire qu'il n'ait que quatre mois.

Observation XVI.

Madame de C... a un enfant chétif. Il ne veut prendre aucune nourriture. Il vomit tout ce qu'on lui présente. Elle fait usage de la **Conserve analeptique**, et son enfant acquiert bientôt un embonpoint et une fraîcheur peu commune.

Observation XVII.

24 mars 1862. — Madame d'A..., chemin d'Arès, 4, a un enfant venu avant terme. Sa chétivité est extrême. Il donne des inquiétudes. On le soumet à l'alimentation par la **Conserve analeptique.** L'enfant devient superbe.

—

Observation XVIII.

15 mars 1862. — L'enfant de madame L... est âgé de trois mois. Sa nourrice étant mauvaise, on a dû en changer. Il est excessivement faible, refuse tout, même le sein. On le soumet alors à l'alimentation par la **Conserve analeptique.** Il la prend avec plaisir, ses forces reviennent. Il ne prend pas d'autre nourriture. Il jouit d'une santé parfaite.

—

Observation XIX.

31 mars 1862. — M. G..., employé à la Banque, a un enfant mal nourri. A quarante jours, il a été obligé de le retirer à sa nourrice. Il est à toute extrémité, ne veut rien prendre. On lui donne de la bouillie à base de **Conserve analeptique.** Il l'accepte. Quinze jours suffisent pour le rendre méconnaissable. Il est exclusivement nourri à la **Conserve** : c'est un enfant magnifique.

—

Observation XX.

13 avril 1862. — L'enfant de M. Bareyre, jardinier à La Brède, a quinze jours. M. le docteur Cazauvielh déclare qu'il est mal nourri et prescrit une nourriture légère. Madame Bareyre ayant entendu vanter la **Conserve analeptique** essaye de ce mode d'alimentation. Jusqu'à l'âge de huit mois, il ne prend pas d'autre nourriture. Il n'éprouve ni coliques ni vomissements, et devient magnifique.

—

Observation XXI.

14 août 1862. — L'enfant de M. X... a cinq mois. Il est pâle, chétif, triste. On le nourrit dès cette époque avec la **Conserve**

analeptique. Il devient fort, et avec la santé renaissent ses couleurs et son sourire.

Observation XXII.

6 mai 1862. — L'enfant de madame C..., à Libourne, avait une nourrice dont le lait était insuffisant. On a dû le lui retirer. On a essayé l'alimention par le biberon. Mais l'enfant n'est pas suffisamment nourri. Il est faible et a parfois des vomissements. Il a trois mois. On essaie alors de le nourrir avec la **Conserve analeptique.** A sept mois c'est un enfant superbe.

Observation XXIII.

12 juillet 1862. — Cette observation est des plus remarquables. L'enfant de madame Paillou, rue de l'Estey-de-Bègles, 56, âgé de sept mois, était à toute extrémité. Les vomissements et la diarrhée l'avaient rendu étique. Son estomac refuse tout ce qu'on essaie de lui faire prendre. Sa faiblesse est désespérante. Il s'éteint faute d'être nourri. Le pharmacien de M. Paillou lui a assuré que son enfant ne vivrait pas un mois. Son médecin, M. Labatut, a déclaré, peu de jours après, qu'il succomberait dans les vingt-quatre heures.

La mère se désolait, quand une de ses connaissances, qui lui rendait visite, l'engage à essayer la **Conserve analeptique,** et lui cite quelques exemples de succès.

On lui donne d'abord à l'eau, et l'estomac de l'enfant l'accepte. Il ne vomit plus. On lui mêle au lait; on lui en fait prendre plus fréquemment, et en cinq jours il a consommé un flacon de **Conserve.** La diarrhée a disparu. On le nourrit exclusivement avec la bouillie au lait pur et à la **Conserve** : les digestions sont parfaites. Il a pris des couleurs et de l'embonpoint.

Observation XXIV.

16 juillet 1863. — M. X..., employé au chemin de fer du Midi, a un enfant de trois mois. Il a eu deux nourrices ; toutes les deux étaient mauvaises. La dernière lui a communiqué une sorte d'ulcère dont la nature n'est pas bien caractérisée. La langue en est le siége. La nourrice étant congédiée, le médecin s'oppose à ce qu'on en prenne une troisième, qui pourrait être infectée par le nourrisson du même mal. Il prescrit l'allaitement au biberon. Quelques jours après, le corps de l'enfant est couvert d'irruptions. Il est d'une chétivité extrême. Le lait seul ne le nourrit que très imparfaitement. Il vomit de temps en temps, refuse toute sorte de bouillie et dépérit de jour en jour. Une connaissance de M. X... lui parle alors de la **Conserve analeptique**. Il essaie, et son enfant est parfaitement nourri. Il revient à la santé, ce qui permet de soigner, autant que le permet son âge, le mal que lui a donné sa nourrice. Il prend avec avidité sa bouillie à base de **Conserve.**

Observation XXV.

L'enfant de M. Paradeau, rue des Ayres, 6, a un mois ; il est nourri au biberon. Son estomac rejette ce qu'on lui donne. Il est dans un état d'amaigrissement déplorable. Il reprend, en peu de jours, sous l'influence de la **Conserve analeptique.**

Observation XXVI.

L'enfant M. Eyquem, rue Guiraude, 1, est âgé de deux mois. Il en est à sa troisième nourrice. Celle-ci a peu de lait; M. le docteur

Hirigoyen prescrit l'alimentation mixte. On lui donne, en même temps que le sein, la bouillie avec la **Conserve analeptique.** Ce genre d'alimentation réussit très bien, et l'enfant, qui n'avait pas assez du lait insuffisant de sa nourrice, est en parfaite santé. Il n'éprouve ni vomissements, ni diarrhée.

—

Observation XXVII.

26 octobre 1862. — M. le docteur Hirigoyen visite l'enfant de M. Corbineau, cours Cicé, 59. Il est âgé de 4 mois et privé de nourrice. Il est chétif et exténué par une diarrhée tenace qu'aucun remède ne peut faire disparaître. M. le docteur Hirigoyen prescrit l'usage de la **Conserve analeptique.** Il se remet bientôt. Les fonctions de digestion se rétablissent, et l'enfant peut attendre l'arrivée d'une bonne nourrice. Il est magnifique.

Observation XXVIII.

28 octobre 1861. — M. N.... a un enfant de cinq semaines. La mère est très faible et a peu de lait. Elle veut cependant nourrir elle-même son enfant, ce qui l'affaiblit davantage. M. le docteur Rey conseille l'emploi de la **Conserve analeptique.** Dès lors la mère se fatigue moins, l'enfant est mieux nourri, et jouit d'une santé parfaite.

—

Observation XXIX.

29 octobre 1861. — M. le docteur Buisson est appelé par M. B..... Son enfant est âgé d'un an. Il a été nourri avec du mauvais lait. Il n'est pas précisément malade, mais sa faiblesse est grande.

Il prend à peine le nécessaire pour se soutenir. Un peu de bouillon, du jus de viande, forment sa nourriture. Il la prend avec dégoût, et la digestion est imparfaite. On le soumet à l'usage de la **Conserve analeptique.** L'enfant l'agrée avec plaisir. On la lui prépare au lait et au bouillon. Sa digestion est rétablie, et il peut être bientôt soumis à une alimentation plus substantielle.

Observation XXX.

30 octobre 1861. — Madame L.... nourrit elle-même son enfant. Cela la fatigue beaucoup, et l'enfant n'est pas suffisamment nourri. Il a un mois. M. le docteur Sarraméa prescrit l'alimentation mixte. On donne à l'enfant de la bouillie à la **Conserve analeptique,** en alternant avec le sein. La mère et l'enfant s'en trouvent mieux. En lui donnant sa bouillie quand on le couche, il dort parfaitement, et n'a pas besoin du sein pendant la nuit, ce qui permet à la mère de prendre le repos qui lui est nécessaire. Il est très friand de cette nourriture et refuse bientôt le sein. Il est dès ce moment nourri exclusivement avec la **Conserve analeptique.**

Observation XXXI.

30 octobre 1861. — Madame Chabret, sage-femme à la Réole, prescrit à madame X.... l'usage de la **Conserve analeptique.** Son enfant a eu trois nourrices; il est d'une maigreur extrême; il vomit tout. Sa mère est désespérée, car elle a déjà perdu quatre enfants durant la période de l'allaitement. Celui-ci prend plaisir la **Conserve analeptique** et recouvre la santé.

Nous pourrions multiplier nos citations. Nous croyons toutefois que celles qui précèdent, *toutes concluantes*, sont en assez grand nombre pour donner une idée de l'utilité pratique de notre produit. Chaque jour, du reste, nous recevons les félicitations les plus encourageantes et l'approbation de quelques membres du corps médical.

Aussi notre **Conserve analeptique** prend-elle une extension pleinement justifiée par les bons effets constatés par l'expérience.

La CONSERVE ANALEPTIQUE se vend en flacons en verre bleu, portant ces mots en relief : P. DUTAUT, pharmacien, BORDEAUX. Le bouchon est recouvert d'une bande portant la marque de fabrique et la signature de l'inventeur, puis d'une capsule orange avec ces mots : CONSERVE ANALEPTIQUE, DUTAUT, BORDEAUX. Enfin l'étiquette elle-même est revêtue de la marque de fabrique et de la signature de l'inventeur reproduites ci-dessous.

CONSERVE ANALEPTIQUE DE DUTAUT

Prix du Flacon : 3 fr. 50.

ENTREPOT GÉNÉRAL A BORDEAUX

Pharmacie **DUTAUT**, rue Esprit-des-Lois, 18.

A PARIS

VENTE EN GROS : **Pharmacie centrale de France**

7, RUE DE JOUY, 7.

DÉPOTS

Pharmacie **J. BRETONNEAU**, pharmacien de l'Empereur

6, RUE DE MARENGO, 6.

ET DANS LES PRINCIPALES VILLES DE FRANCE.

Limoges. — Typ. F. F. Ardant frères.

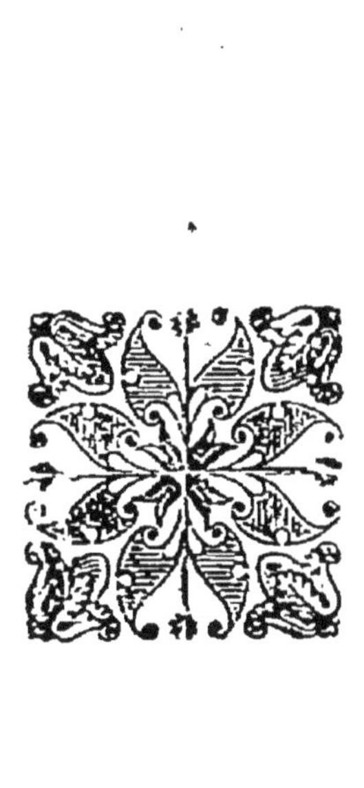

Limoges. — Typ. F. F. Ardant frères.

PRIVILÉGE EXCLUSIF

S. G. D. G.

—

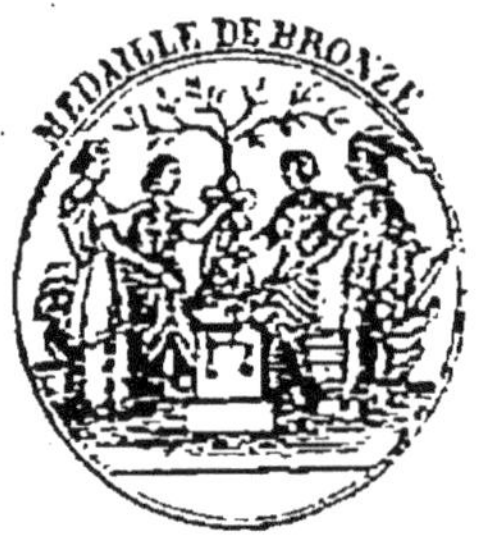

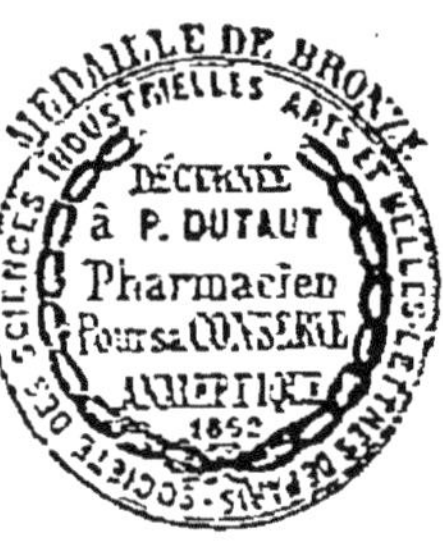

NOTICE

SUR LA

CONSERVE ANALEPTIQUE

DE

P. DUTAUT.

BORDEAUX

PHARMACIE DUTAUT,

18, rue Esprit-des-Lois, 18.

PRIVILÉGE EXCLUSIF

S. G. D. G.

—

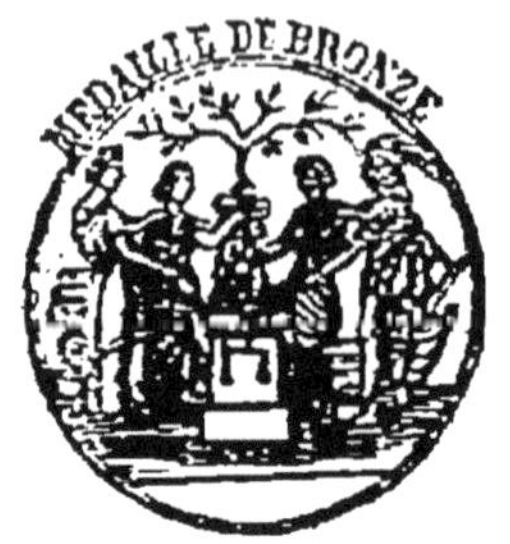

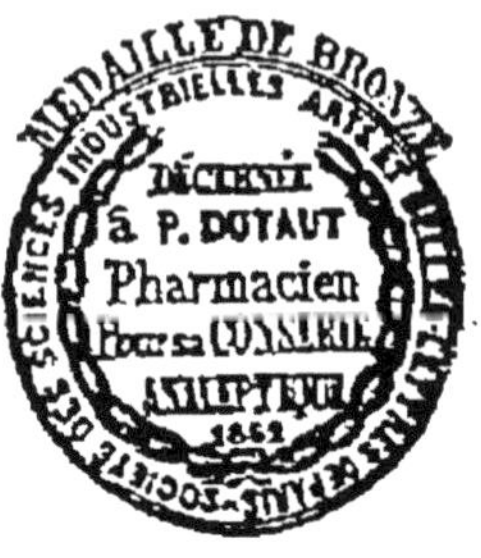

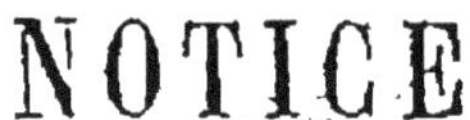

NOTICE

SUR LA

CONSERVE ANALEPTIQUE

DE

P. DUTAUT.

BORDEAUX

PHARMACIE DUTAUT

18, rue Esprit-des-Lois, 18.

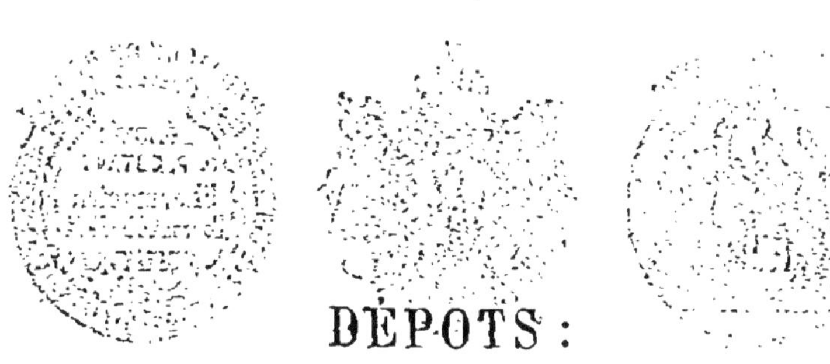

NOTICE

SUR

LA CONSERVE ANALEPTIQUE

De P. DUTAUT.

La première enfance est sujette à des maladies fréquentes et souvent mortelles presque toujours occasionnées par une alimentation défectueuse. Dès lors, quels soins ne doit-on pas apporter à *l'allaitement* proprement dit, ainsi qu'au *sevrage!*

L'allaitement est l'élément direct de la *nutrition*, par laquelle s'opère l'accroissement de l'enfant. Aussi, l'aliment du nouveau-né, doit-il être dans des rapports harmoniques avec les faibles organes qui doivent le travailler et lui faire subir les différentes élaborations qui constituent la nutrition.

Le lait a, sans doute, été destiné par la nature elle-même, à servir de première nourriture à l'homme, et l'on s'accorde généralement à préférer le lait de femme au lait d'un animal; on conseille le lait maternel de préférence à celui d'une nourrice.

Mais, si le lait de femme paraît être l'aliment le plus proportionné à la faiblesse des organes du nouveau-né, il n'est pas exempt de graves inconvénients :

1° Il aigrit aisément et cause alors des maladies dangereuses ;

2° Il transmet aux enfants non-seulement les maladies des nourrices, mais même leurs vices ;

3° Les nourrices ne cessent pas d'allaiter leurs nourrissons quand elles deviennent grosses ;

4° Les nourrices, *les plus saines et les plus sobres*, sont exposées à des passions plus ou moins vives, à des frayeurs, à la tristesse, et à toutes les afflictions de l'âme, capables d'altérer et de corrompre le lait, et d'en supprimer ou d'en diminuer considérablement la sécrétion, etc.

Qu'on ajoute à tout cela les mauvais soins ou la négligence des nourrices qu'on n'a pas chez soi; qu'on songe au délaissement durant de longues heures, à la malpropreté, aux privations que subissent parfois les enfants nourris à la campagne, et l'on appréciera toute la valeur d'un aliment qui permet à la mère incapable de nourrir, de garder auprès d'elle son enfant, et de lui prodiguer ses soins personnels.

Que d'enfants périssent victimes d'un allaitement défectueux ! Combien en est-il dont le sang est corrompu, dont la santé est à jamais compromise pour avoir été allaités par une nourrice phthisique, scrofuleuse, etc. — On est effrayé quand on consulte les statistiques de la mortalité chez les enfants au-dessous de deux ans !

Est-il, en effet, possible de trouver une *vraie nour-*

rice? L'expérience nous en démontre la difficulté, et nous voyons, tous les jours, des enfants de quelques mois à peine, qui ont eu déjà trois ou quatre nourrices, sans qu'on ait encore à se féliciter de la dernière venue.

En présence d'un pareil état de choses, nous avons songé à préparer de toutes pièces un aliment qui puisse convenir à la délicatesse de l'estomac des enfants en bas âge, réparer et augmenter leurs forces, et qui soit exempt des défauts qu'on peut reprocher au lait de la nourrice.

Notre **Conserve analeptique** remplit parfaitement le but que nous nous sommes proposé. Unie au lait ou à l'eau (suivant l'âge de l'enfant), elle constitue un aliment facile à digérer et fournissant avec abondance le suc nourricier nécessaire a l'accroissement du nouveau-né. Contenant beaucoup de parties véritablement nutritives sous un petit volume, il en résulte pour l'enfant allaité de la sorte un embonpoint remarquable.

Toutes les affections de la nourrice ont pour résultat commun, chez l'enfant allaité, l'insuffisance de la nutrition, et l'irritation des voies digestives caractérisée par des coliques, des vomissements, et de la diarrhée. Tous ces dérangements ne se présentent pas chez les enfants nourris avec la **Conserve analeptique** qui est un aliment *toujours identique* et exempt des défaut du lait, puisqu'ils sont dûs, le plus souvent, à l'influence des maladies, du caractère, ou des impressions de la nourrice qui le fournit.

On comprend aisément les avantages que l'on doit

retirer d'un aliment invariable, offrant toujours la même composition, et donnant pour *résultats constants*, une santé parfaite, et l'élimination complète des dérangements qui affectent l'enfant à la mamelle.

Aussi, toutes les fois que la mère ne peut nourrir elle-même son enfant, on doit faire usage de la **Conserve analeptique** de préférence à une nourrice étrangère, qui est quelquefois atteinte d'une affection inconnue des parents et du **médecin**, et dont le nourrisson peut devenir la victime.

Nous allons indiquer la manière de préparer la bouillie à base de **Conserve analeptique** et mentionner les cas les plus fréquents de son utile application.

MANIÈRE D'EMPLOYER

La Conserve analeptique.

I. — La **Conserve analeptique** s'emploie sous forme de bouillie. On l'associe à l'eau, au lait ou au bouillon, suivant l'âge de l'enfant (1).

Pour l'enfant naissant, on prépare la bouillie à l'eau simple ou à l'eau de gruau. Quelques jours après la naissance, on peut y ajouter un tiers de lait. Puis on

(1) On doit lire avec attention les détails pratiques qui suivent, et si d'autres renseignements sont nécessaires, s'adresser, par lettre affranchie, à M. P. Du[illegible], pharmacien, 18, rue Esprit-des-Lois, à Bordeaux.

augmente peu à peu la quantité de lait en diminuant celle de l'eau ; enfin on emploie du lait pur, ce qui arrive généralement vers le troisième mois.

On ne la prépare au bouillon que pour l'enfant sevré, les convalescents, les estomacs faibles, les vieillards, toutes les fois qu'on a besoin d'un aliment nourrissant et facile à digérer.

Ce serait un aliment trop substantiel pour le premier âge de l'enfant allaité.

II. — Pour préparer la bouillie, on prend autant de cuillerées *à café* de **Conserve analeptique** que de *tasses à café* du liquide employé. — La cuillère doit être aussi pleine que possible.

La **Conserve** est mise dans une casserole en terre vernissée en faïence ou en porcelaine, et non pas dans une casserole métallique.

On ajoute *peu à peu* le liquide, pour n'avoir pas de grumeaux ; et quand tout le liquide est ajouté dans les proportions indiquées, on met sur le feu. On remue alors *sans cesse* pendant un quart-d'heure à 20 minutes.

Il est important de remuer *sans cesse*; car la **Conserve** resterait au fond de la casserole, ne serait pas entièrement dissoute, il en résulterait un goût de brûlé désagréable.

On peut également délayer la **Conserve** à froid dans une petite quantité de liquide, qu'on ajoute au lait quand celui-ci est bouillant. Dans tous les cas, nous recommandons d'employer un feu ardent; sans cela, la bouillie ne serait pas suffisamment cuite dans 20 minutes.

III. — Ainsi préparée, la bouillie a la consistance d'une crême, c'est-à-dire que c'est un liquide un peu épais.

On la donne à l'enfant, quel que soit son âge, *toutes les fois* qu'il manifeste le désir de prendre de la nourriture.

La **Conserve analeptique** remplaçant le sein, ne doit pas être donnée à heure fixe et par quantités mesurées. La nourrice donne le sein à son nourrisson quand il semble le demander, et le lui abandonne jusqu'à ce qu'il le refuse : de même on doit donner à l'enfant sa bouillie à la **Conserve analeptique** comme on lui donnerait le sein, et lui en laisser prendre autant qu'il en veut. Ses besoins le guideront, et son estomac ne prendra pas plus de nourriture qu'il ne saurait en supporter.

La **Conserve analeptique** est, du reste, un aliment facile à digérer, bien qu'essentiellement nutritif. Nous avons vu souvent la bouillie à la **Conserve** être parfaitement digérée par des enfants qui ne pouvaient garder ni le lait de la mère, ni le lait de vache, soit pur soit coupé avec de l'eau.

Si l'on veut faire réchauffer la bouillie, on le fait au bain-marie, c'est-à-dire en plongeant dans l'eau chaude le vase qui la contient. Quelques minutes suffisent pour obtenir un degré de chaleur convenable. On peut, par conséquent, préparer le matin, la quantité de bouillie nécessaire pour la journée, et la faire chauffer ainsi au moment d'en faire usage.

Cette quantité ne saurait être fixée à l'avance. Elle

est variable, suivant la constitution et les besoins naturels de l'enfant.

IV. — Comme il est dit plus haut, on emploie du lait pur pour faire la bouillie vers le 3e mois.

A un an, et souvent avant cette époque, on peut donner à l'enfant, une fois par jour, un peu de bouillon gras additionné de **Conserve analeptique**, et préparé de la même manière qu'avec du lait. Ce petit potage tient le milieu entre le laitage employé exclusivement jusqu'alors et l'aliment de tout le monde auquel on veut habituer l'enfant.

V. — Si l'enfant a la diarrhée, on doit diminuer la quantité de nourriture qu'il prend à l'ordinaire. Pour cela, on lui donnera moins souvent de la bouillie, et celle-ci devra être moins nourrissante. Ainsi, si l'enfant est habitué à une bouillie au lait pur, on la préparera avec moitié eau et moitié lait; s'il la prend d'ordinaire avec moitié eau et moitié lait, on la lui fera à l'eau pure.

Cette bouillie à l'eau est recommandée, dans le cas de diarrhée, même à l'enfant nourri au sein, et on la verra bientôt disparaître sous l'influence de ce petit régime. On ne doit pas craindre l'usage simultané de la **Conserve analeptique** et du sein de la mère ou de la nourrice, puisque c'est le cas le plus fréquent de son usage pour soulager la nourrice faible et augmenter les forces du nourrisson.

L'emploi d'une bouillie plus légère, dans le cas de diarrhée, n'empêche pas d'avoir recours aux moyens ordinaires, et on peut employer avec avantage l'eau de riz (qui peut servir à faire la bouillie), la décoction blanche, le sirop de coings à petite dose, etc.

VI. — Si l'enfant a des vomissements, on agit comme pour le cas de diarrhée, c'est-à-dire qu'on donne la bouillie à l'eau au lieu de la donner au lait, et on la donne en plus petite quantité. Si des vomissements persistent, on donne la bouillie à l'eau *par petites quantités souvent répétées.* — « *Peu et souvent,* » voilà la ligne de conduite à suivre. — En effet, une cuillerée de bouillie sera plus facilement assimilée qu'une tasse. Dès lors, l'estomac fatigué de l'enfant aura un peu plus de force pour en prendre une seconde cuillerée, et ainsi de suite. Ainsi, l'estomac reprendra peu à peu son état normal, et les fonctions digestives étant rétablies, l'enfant pourra user de nouveau, sans privation, de l'aliment réparateur si nécessaire au développement de son corps.

VII. — Les cas où la **Conserve analeptique** est utile et même nécessaire sont innombrables. Nous pouvons avancer que tous les enfants du premier âge, sans exception, présentent l'occasion de l'employer utilement à leur profit.

Si la mère nourrit elle-même son enfant, même dans les meilleures conditions, la bouillie à base de **Conserve analeptique** lui viendra en aide, au moins pour la nuit ; car en donnant à l'enfant, avant de le coucher, une quantité convenable de bouillie, il dormira toute la nuit sans réclamer le sein, ce qui est un grand avantage pour le repos de la mère nourrice.

Si la mère qui nourrit a une santé délicate, un lait bon mais *insuffisant*, l'usage de la **Conserve analeptique** est encore d'un grand secours, car ce supplément de nourriture, qui constitue *l'allaitement mixte*, soulage la mère et donne à l'enfant des forces et un embonpoint qui n'auraient pu résulter de la petite quantité de lait fournie par le sein de la mère.

On peut l'utiliser dans les mêmes cas, quand l'enfant est nourri par une nourrice étrangère.

Si la nourrice (mère ou étrangère) vient à être malade, on peut profiter des avantages de la **Conserve analeptique** en attendant son rétablissement.

Si l'on est obligé de changer de nourrice, pour une cause quelconque, on peut, en attendant l'arrivée de la nouvelle nourrice, nourrir l'enfant avec la **Conserve analeptique** seule.

L'enfant nourri au sein est-il pris de vomissements? a-t-il la diarrhée? — Nous avons vu plus haut (§§ v et vi) l'avantage que l'on peut retirer de la **Conserve analeptique.**

Toutes les fois qu'on veut nourrir un enfant au biberon, on doit faire usage *exclusivement*, et de préférence au lait pur ou coupé employé en pareil cas, de la **Conserve analeptique,** selon les indications pratiques plus haut détaillées.

Enfin, quand l'enfant nourri au sein est arrivé à l'époque du sevrage, il est *indispensable* d'employer la bouillie à la **Conserve analeptique** comme *intermédiaire* entre l'aliment primitif et la nourriture plus substantielle à laquelle on veut l'habituer peu à peu.

On doit craindre une transition trop brusque de l'allaitement proprement dit à l'alimentation de tout le monde, car il en résulte souvent des inflammations intestinales auxquelles succombent parfois les pauvres enfants qui en sont victimes.

VIII. — Nous pourrions multiplier à l'infini les cas où la **Conserve analeptique** peut trouver une heureuse application. Nous ajouterons seulement qu'on peut en tirer un profit avantageux pour les convalescents, les personnes faibles et les vieillards, dont l'estomac est aussi délicat que celui d'un enfant.

Les personnes qui ont la digestion difficile et qui doivent faire choix d'aliments légers, celles auxquelles le médecin prescrit les aliments liquides ou demi-liquides, trouveront dans la **Conserve analeptique** un aliment réparateur facilement digéré par les estomacs les plus débiles.

HOTEL DE VILLE DE PARIS

SOCIÉTÉ DES SCIENCES INDUSTRIELLES

Présidence de M. CASTAING

Vice-Présidences de MM. les D^rs marquis du PLANTY et AD. LANGLEBERT, chevaliers de la Légion-d'Honneur.

Séance du 14 novembre 1862.

RAPPORT

SUR LA

CONSERVE ANALEPTIQUE

POUR

L'ALLAITEMENT ET LE SEVRAGE

COMPOSÉE ET PRÉPARÉE

Par M. P. DUTAUT

Pharmacien à Bordeaux

SÉANCE DU 14 NOVEMBRE 1862.

MESSIEURS,

L'allaitement est l'action de nourrir un enfant avec du lait. Ainsi considéré, l'allaitement se divise en naturel, qui comprend l'allaitement par la mère, par une nourrice étrangère ou par un animal; et en artificiel, qui s'opère à l'aide d'instruments de différentes formes. Nous ne dirons pas que le premier mérite la préférence, c'est chose que tout le monde sait, mais nous insisterons sur les avantages de l'allaitement par la propre mère du nouveau-né. Lorsque par un instinct inné, dit Raspail, le nourrisson attache ses lèvres au bout du sein de la mère nourricière, le lait aspiré par la succion passe des vaisseaux maternels dans l'estomac de l'enfant, comme s'il circulait d'un canal lactifère dans un autre, et, à l'abri du contact de l'air, il parvient à la nutrition du petit parasite avec toutes les qualités qu'il apporte des tissus dans lesquels il s'est formé. Mais il n'en est plus de même dès l'instant qu'on est obligé de substituer l'allaitement naturel et de remplacer la mamelle de la mère par le biberon; toutes les conditions de la nature sont changées; il faut que la vigilance la plus active tienne lieu de tout ce qui manque, et que les soins de propreté se multiplient pour conserver intacte au passage la substance que la mère se contentait d'offrir. Le lait de la mère est une panacée contre tous les maux de l'enfant; il le nourrit, le guérit, le soulage, le console. Le lait étranger ne le nourrit que péniblement. Après s'en être repu, on voit qu'il lui manque quelque chose; ses lèvres semblent chercher la coupe qui seule saurait le désaltérer; et si la douleur vient à envahir cette existence incomplète, il faut que toute la science de la médecine lutte longuement contre un mal qu'une goutte de nectar maternel aurait dissipé sur l'heure.

Malheureusement, Messieurs, toutes les mères ne sont pas dans des conditions convenables pour nourrir elles-mêmes leur enfant, et dans ce cas elles doivent forcément y renoncer, l'une parce qu'elle n'a pas assez de lait ou en manque totalement; l'autre, parce que son lait est mauvais, mal constitué ; quelques-unes, parce qu'elles sont chétives, délicates ou scrofuleuses, rachitiques, phthisiques, etc.

C'est dans le but d'apporter des améliorations salutaires aux divers modes d'allaitement, et de remédier aux dangers qu'ils peuvent avoir, que M. Dutaut a eu l'idée de substituer à l'usage du lait, dans le cas de mauvaise nourrice, un aliment qui convient parfaitement à la délicatesse de l'estomac de l'enfant, tout en réparant et augmentant ses forces.

La **Conserve analeptique** de M. Dutaut a pour éléments principaux des saccharures (à base végéto-animale) unies à des matières amylacées qui la rendent propre à faire, avec le lait, une bouillie dont le goût est des plus agréables, et que les enfants préfèrent quelquefois à l'allaitement naturel. Nourriture légère, bien qu'essentiellement nutritive, elle est surtout préparée dans le but d'un émulsionnement facile avec les sucs émanés du foie et du pancréas. Aussi en retire-t-on sans cesse un embonpoint remarquable, et jamais ni coliques, ni diarrhées, ni vomissements ne viennent affliger les jeunes enfants soumis à son usage.

Elle réunit à ses propriétés nutritives l'avantage d'être facilement digérée par les estomacs les plus faibles et les plus débiles.

M. Dutaut a publié un ouvrage qui tend à substituer à l'allaitement naturel, si souvent entravé par les pénuries sociales, et dont les défauts sont innombrables, l'usage de la **Conserve analeptique.** Il est facile de comprendre qu'une pareille substitution ne saurait être faite instantanément, et ce n'est qu'après un certain temps consacré à l'expérience, que ce système pourra prévaloir. Du reste, serait-il admissible qu'un tel bouleversement s'opérât aussitôt! Non, assurément; mais *doit-on rester sourd à la voix de l'expérience, et le raisonnement peut-il être* L'UNIQUE *fondement des choses utiles dans la pratique?*

Evidemment ce n'est point à la classe privilégiée que s'adresse la *substitution* proposée. Mais s'il est quelques familles qui peuvent faire un choix spécial d'une nourrice, suivant le conseil d'un médecin de mérite, s'il leur est possible de conserver sous leurs yeux, et sous la surveillance du docteur, le précieux dépôt qu'elles confient à des mains étrangères, n'en est-il pas un nombre bien plus considérable qui sont obligées de se séparer de leur enfant, lequel est abandonné aux soins d'une nourrice éloignée? — Et alors, quelle surveillance pourra être exercée? Quels soins personnels pourra-t-on apporter à la frêle créature dont on se sépare avec regret? Vous savez tous, Messieurs, que le défaut de soins et une lactation défectueuse sont les causes les plus fréquentes de la mort des enfants à la mamelle.

En l'absence donc de la mère nourrice, la **Conserve analeptique** de M. Dutaut peut rendre de grands services. Des expériences nombreuses, suivies du plus grand succès, ne laissent d'ailleurs aucun doute sur la valeur nutritive de ce nouvel aliment.

Nous avons sous les yeux une foule d'observations cliniques les plus concluantes, recueillies par d'habiles observateurs. Aux noms si connus de M. le docteur Le Barillier, médecin en chef de l'hôpital des Enfants de Bordeaux; de M. le docteur Rey, ancien chef de service de l'hôpital Saint-André; de M. le docteur Cassoulet, de M. le docteur Salle-Estradères, de Condom, nous pourrions joindre ceux de MM. les docteurs Garrigou-Laménie, Hirigoyen, etc.

Nous citerons l'opinion de MM. les docteurs Le Barillier et Cassoulet.

» J'ai expérimenté cet aliment nouveau dans les différentes sections de mon service, et particulièrement dans la section d'allaitement et dans la salle des enfants au-dessous de l'âge de six ans.

» 1° Dans la section d'allaitement, j'ai soumis à l'usage *exclusif* de cette **Conserve** quatre enfants que des circonstances exceptionnelles m'empêchaient de confier à nos nourrices. Chez tous ces enfants, *malgré les circonstances défavorables dans lesquelles ils se trouvaient* (mères syphilitiques), cet aliment *a été parfaitement supporté, et n'a provoqué ni vomissements, ni diarrhée.*

» Plus tard, lorsque des accidents syphilitiques se sont développés chez trois de ces enfants, cette alimentation a pu être continuée jusqu'au moment où les progrès du mal nous ont obligé à supprimer toute espèce d'aliment. Ces enfants ont succombé. Le quatrième a été envoyé à la campagne, il est bien portant.

» 2° Dans la salle des enfants au-dessous de six ans, quatre enfants ont pris aussi pour nourriture *exclusive* cette **Conserve.** Ces quatre enfants étaient convalescents de maladies graves : deux étaient atteints d'anasarque, suite de fièvres intermittentes chroniques, et de lésion de la rate, deux autres avaient eu des pneumonies graves.

» Chez tous ces petits malades, cette **Conserve** a produit d'*excellents effets* ; les fonctions digestives se sont régularisées, et la *nutrition* s'est faite d'une manière convenable. Un de ces enfants a succombé, mais la **Conserve analeptique** a pu être continuée jusque dans les derniers moments. Ces résultats sont concluants en faveur du nouveau mode d'alimentation que vous proposez.

» Agréez, etc

» Dr LE BARILLIER,

» Médecin en chef de l'hôpital des Enfants.

» Bordeaux, le 5 novembre 1860. »

» Je, soussigné, docteur en médecine, cours Napoléon, 87, certifie que la **Conserve analeptique** de M. Dutaut, honorable pharmacien de notre ville, a été très utile à plusieurs de mes jeunes malades atteints de diarrhée chronique et tombés dans le marasme, et que cette **Conserve**, encore trop peu connue, réalise dans l'espèce la combinaison tant cherchée de nos jours, la combinaison *intime*, *efficace* et *agréable* du remède et de l'aliment.

» Dr CASSOULET,

» Bordeaux, le 3 août 1864. »

Nous avons expérimenté nous-même, Messieurs, cet excellent aliment sur ma plus jeune enfant, âgée de six mois, et nous nous faisons un devoir de déclarer que cette **Conserve analeptique** a été prise avec le plus grand plaisir par cette enfant, parfaitement assimilée, et que chaque jour qu'elle en a pris, elle ne s'est presque jamais réveillée la nuit, contrairement à ce qui a lieu par l'allaitement de la mère.

Comme la **Conserve analeptique** de M. Dutaut est une fécule combinée à des principes gélatineux, il est naturel qu'on doive l'allier au lait ou au bouillon, selon le but que l'on veut atteindre :

Au lait pur ou coupé, pour l'enfant naissant et pour l'état de grandes faiblesses intestinales; au lait pur ou au bouillon, jusqu'au sevrage et au-delà, ou bien dans la convalescence de l'adulte.

L'utilité de cet **analeptique**, Messieurs, s'est fait remarquer aussi dans les cas de consomption et de marasme, dans la convalescence des affections inflammatoires de l'intestin, dans les suites de fièvres typhoïdes, etc.

Nous croyons que cette **Conserve** trouverait également son emploi dans les cas de phthisie pulmonaire ou mésentérique, alors que nul aliment ne peut être supporté.

Nous pouvons résumer ainsi, Messieurs, les avantages de ce nouvel aliment :

1° On peut l'employer dès la naissance de l'enfant auquel on destine l'allaitement au biberon, et son usage est incontestablement préférable au lait pur ou coupé que l'on donne en pareil cas ;

2° S'il arrive que l'on n'a pas sous la main la nourrice, cet aliment salutaire permet d'attendre son arrivée, quelque retardée qu'elle puisse être ;

3° Toutes les fois que l'enfant allaité est fatigué par des coliques, des vomissements ou de la diarrhée, on fait usage de la **Conserve analeptique**, sous l'influence de laquelle on verra bientôt disparaître ces affections, quelquefois mortelles. On comprendra dès lors l'avantage que l'on peut en retirer à l'époque de la dentition ;

4° C'est un aliment précieux à l'époque du sevrage, alors qu'il est important d'éviter une transition trop brusque de l'allaitement proprement dit à l'alimentation généralement trop substantielle qui lui succède ;

5° Enfin on retirera de bons effets de cette **Conserve** dans les convalescences, dans divers cas de consomption, etc., etc.

C'est donc ici, Messieurs, un de ces services réels qu'a rendu M. Dutaut à l'hygiène alimentaire de la première enfance, à la thérapeutique de diverses affections et pour lequel nous sommes heureux de vous demander une récompense.

Récompense : MÉDAILLE DE BRONZE.

Le Rapporteur,

Dr B. LUNEL.

(Extrait du *Bulletin médico-pharmaceutique*, 1er décembre 1862.)

LETTRE DE M. LE DOCTEUR LE BARILLIER, MÉDECIN EN CHEF DE L'HOPITAL DES ENFANTS-TROUVÉS DE BORDEAUX.

« Monsieur,

» Je viens vous donner quelques renseignements sur les résultats obtenus avec votre **Conserve analeptique**, que vous avez si généreusement mise à ma disposition.

» Je l'ai expérimentée sur un grand nombre d'enfants, chez lesquels l'allaitement n'était pas possible dans mes salles ; en général, *la nutrition a été satisfaisante*, et tous ont pris avec avidité cet aliment, qui est fort agréable. Je ne doute pas que cette **Conserve** alimentaire ne remplace avec succès la plupart de nos fécules, et ne soit d'un grand avantage dans l'alimentation souvent difficile de la première enfance.

» Chez plusieurs de nos enfants sevrés, faibles et débilités, cette **Conserve** a produit d'excellents effets.

» En résumé, les résultats obtenus dans toutes les sections de mon service ont été très satisfaisants. Je me propose de continuer cette expérimentation, et vous prie d'agréer, etc...

» Le médecin en chef de l'hôpital des enfants,

» Dr LE BARILIER.

» Bordeaux, 6 juillet 1860. »

AUTRE LETTRE DE M. LE Dr LE BARILLIER.

« Monsieur,

» Depuis ma dernière lettre, il m'est possible de vous donner des renseignements plus circonstanciés sur l'emploi de votre **Conserve analeptique**.

» Comme j'ai eu l'honneur de vous le dire, j'ai expérimenté cet aliment nouveau dans les différentes sections de mon service, et particulièrement dans la section d'allaitement et dans la salle des enfants au-dessous de l'âge de six ans.

» 1° Dans la section d'allaitement, j'ai soumis à l'usage *exclusif* de cette **Conserve** quatre enfants que des circonstances exceptionnelles m'empêchaient de confier à nos nourrices. Chez tous ces enfants, *malgré les circonstances défavorables dans lesquelles ils se trouvaient* (mères syphilitiques), cet aliment *a été parfaitement supporté, et n'a provoqué ni vomissements, ni diarrhée.*

» Plus tard, lorsque des accidents syphilitiques se sont développés chez trois de ces enfants, cette alimentation a pu être continuée jusqu'au moment où les progrès du mal nous ont obligé à supprimer toute espèce d'aliment. Ces enfants ont succombé. Le quatrième a été envoyé à la campagne, il est bien portant.

2° Dans la salle des enfants au-dessous de six ans, quatre enfants ont pris aussi pour nourriture *exclusive* votre **Conserve**. Ces quatre enfants étaient convalescents de maladies graves : deux étaient atteints d'anasarque, suite de fièvres intermittentes chroniques, et de lésion de la rate ; deux autres avaient eu des pneumonies graves.

» Chez tous ces petits malades, votre **Conserve** a produit *d'excellents effets* ; les fonctions digestives se sont régularisées, et la *nutrition* s'est faite d'une manière convenable. — Un de ces enfants a succombé, mais la **Conserve analeptique** a pu être continuée jusque dans les derniers moments.

» Ces résultats sont concluants en faveur du nouveau mode d'alimentation que vous proposez. Je me réserve de continuer ces expérimentations ; et je serai heureux de voir l'empressement avec lequel vous avez mis votre **Conserve analeptique** à notre disposition, recevoir la consécration d'un succès éclatant et de longue durée.

» Agréez, etc... » Dr Le Barilier.

» Médecin en chef de l'hôpital des Enfants.

» Bordeaux, le 5 novembre 1860. »

CERTIFICAT DE M. LE Dr REY, ANCIEN CHEF DE SERVICE A L'HOPITAL SAINT-ANDRÉ, ET PROFESSEUR D'ANATOMIE ET DE CHIRURGIE A L'ÉCOLE DE MÉDECINE DE BORDEAUX.

« Je, soussigné, docteur en médecine, ancien chirurgien chef de service à l'hôpital Saint-André de Bordeaux, et professeur d'anatomie et de chirurgie de l'École de médecine de Bordeaux,

» *Déclare* avoir conseillé l'emploi de la **Conserve analeptique** de M. Dutaut, pharmacien de Bordeaux, dans le cas de sevrage forcé ou précoce, soit aussi pour aider à l'*insuffisance* de la lactation ordinaire. J'en ai prescrit également l'usage dans les faiblesses et fatigues de l'estomac, la diarrhée ulcérative, dans les gastrites chroniques et dans les hépato-duédonites.

» Dans ces diverses occasions, j'ai toujours vu recueillir les meilleurs résultats de ce produit nourricier.

» Bordeaux, le 29 juillet 1860.

» Dr Rey. »

CERTIFICAT DE M. LE Dr CASSOULET.

« Je, soussigné docteur en médecine, cours Napoléon, 87, certifie que la **Conserve analeptique** de M. Dutaut, honorable pharmacien de notre ville, a été très utile à plusieurs de mes jeunes malades atteints de diarrhée chronique et tombés dans le marasme, et que cette **Conserve**, encore trop peu connue, réalise dans l'espèce la combinaison tant cherchée de nos jours, la combinaison *intime*, *efficace* et *agréable* du remède et de l'aliment.

» Bordeaux, le 3 août 1860.

» Dr CASSOULET. »

CERTIFICAT DE M. LE Dr SALLE-ESTRADÈRES, DE CONDOM.

« Je rends hommage à la vérité en déclarant que la Poudre *analeptique* de M. Dutaut, sans avoir été employée par moi à titre de remède, est un moyen que j'ai été heureux d'utiliser dans trois circonstances :

1° Dans un cas d'*allaitement difficile par insuffisance de lait*, ayant suppléé pendant plusieurs mois, au moyen d'une bouillie facilement préparée, et très bien supportée, à la quantité qui manquait à la nourrice ;

» 2° Dans un cas de maladie chronique où *nul aliment ne pouvait être accepté* ;

» 3° Dans une affection nerveuse où des causes moins dangereuses auraient pu amener un dépérissement déplorable.

» Condom, le 30 mars 1861.

» Dr SALLE-ESTRADÈRES. »

CERTIFICAT DE M. DAMAS, CONSUL DE BELGIQUE A BORDEAUX.

« Je certifie avoir employé pendant *dix-huit mois*, pour la nourriture d'un de mes enfants, depuis son sevrage, la

Conserve analeptique de M. Dutaut, pharmacien à Bordeaux, et en avoir été très satisfait.

» Bordeaux, le 31 mars 1860.

» Damas junior. »

CERTIFICAT DE M. LASSALE, COURTIER DE COMMERCE A BORDEAUX.

« Je certifie avoir employé avec succès pendant l'*allaitement* et pour le *sevrage* de mon enfant, la **Conserve analeptique** de M. Dutaut, pharmacien à Bordeaux.

» Cette sorte de fécule, dont le goût est très agréable et d'une digestion facile, est, je crois, un aliment précieux appelé à rendre de grands services au premier âge.

» Bordeaux, le 6 avril 1861.

» C. L. Lassale. »

CERTIFICAT DE M. DAVID, CAPITAINE AU LONG COURS.

« Je soussigné, François David, capitaine au long cours, demeurant à Bordeaux, chemin des Cinq-Ardits, n° 44, *certifie que mes trois enfants* ont fait usage de la **Conservé analeptique** de M. Dutaut, pharmacien; que cette fécule a parfaitement aidé à les nourrir sans qu'ils aient éprouvé la plus légère indisposition.

» J'affirme en outre que le cadet, n'ayant que *trois mois*, je fus obligé de renvoyer la nourrice pour cause de maladie, et qu'à partir de ce moment jusqu'à l'âge de *dix-huit mois*, il ne prit *pour toute nourriture* que de cette **Conserve** coupée avec du lait de vache. — Ce mode d'alimentation me réussit au-delà de toute attente, l'enfant devint magnifique et n'eut jamais le plus petit dérangement, *même à l'époque de la dentition.*

» Bordeaux, le 1er septembre 1859.

» F. DAVID. »

Aux attestations favorables qui précèdent, nous pourrions en ajouter bien d'autres. Nous allons rapporter ici quelques observations recueillies avec l'autorisation de nos clients. On verra, par ces exemples, dans quels cas notre **Conserve analeptique** peut être utilement employée au profit de la première enfance.

Observation I.

30 mars 1861. — L'enfant de M. B..., cours Saint-Jean, est nourri par sa mère; mais il est dans un tel état de faiblesse qu'il ne peut prendre le sein. On lui prépare la bouillie avec la **Conserve analeptique.** Il la prend avec plaisir et la digère parfaitement. Quelques jours après il peut téter, ayant recouvré ses forces perdues. On continue de lui donner de la Conserve; il est ainsi soumis à l'alimentation mixte. Plus nourri, il dort la nuit, et laisse dormir sa mère, sans avoir besoin du sein, ce qui profite à la mère et à l'enfant. Santé florissante.

Observation II.

M. H. A..., commune de Moulis (Médoc), a un enfant de onze mois. Il est faible et chétif. Cependant il est nourri au sein. Mais, soit que le lait soit insuffisant ou peu nutritif, il ne profite pas. Quelques dérangements des voies digestives se manifestent même de temps en temps. On lui donne d'abord de la Conserve tout en continuant à l'allaiter. Puis l'enfant préfère sa bouillie au lait insuffisant de sa nourrice. On le sèvre entièrement, et on lui donne, pour toute nourriture, la bouillie à base de Conserve. Il n'éprouve aucun dérangement, et fait bientôt usage d'aliments un peu plus substantiels.

Observation III.

M. D..., rue de l'Intendance, a un enfant de neuf mois. Sa nourrice est faible. L'enfant se ressent de cette faiblesse et ne profite pas. Il est souffrant. Il prend la **Conserve analeptique**, sans suspendre l'allaitement naturel, et cette alimentation mixte lui est très salutaire. Il peut être sevré dans peu, en usant, pour toute nourriture, dans le principe, de la bouillie à base de **Conserve**.

Observation IV.

14 juillet 1861. — L'enfant de madame Cazeaux, rue des Vignes, 18, a six mois. Il a eu une mauvaise nourrice. Il en est venu à refuser le sein, en même temps que s'est déclaré un dépérissement déplorable. Il maigrit de jour en jour. Des vomissements fréquents et une diarrhée continuelle l'affaiblissent de plus en plus. Il rejette tout ce qu'on essaye de lui faire prendre. M. le docteur **Labatut**, qui le soigne, déclare qu'il succombera à une gastrite, et désespère de le sauver. Le mal fait des progrès, et d'une consultation de trois médecins résulte la condamnation du petit malade, que la science déclare ne pouvoir sauver. Il est dans l'étisie, moribond. Madame Cazeaux apprend à ce moment qu'il existe une poudre ou fécule destinée à l'alimentation de la première enfance, et court se procurer un flacon de **Conserve analeptique**.

Elle commence par lui préparer avec de l'eau seulement une bouillie qui est donnée à l'enfant par petites portions. L'enfant, loin de la rejeter, semble l'agréer avec plaisir. On augmente peu à peu les doses, en rapprochant en même temps les distances. L'enfant va de mieux en mieux. Enfin on lui fait sa bouillie au lait pur, et quelquefois avec du bouillon. Le petit malade se remet bientôt entièrement. Les coliques, la diarrhée, les vomissements ont disparu. Il engraisse à vue d'œil, et bientôt sa mère peut montrer à tous son enfant, dont l'embonpoint est tel, dont la santé est si parfaite, qu'on a peine à croire que ce soit le même.

Observation V.

M. L ..., route d'Espagne, a un enfant de treize mois. Il a été mal nourri. Son état est désespéré. Il offre les caractères suivants : anémie, chétivité excessive, il n'a que la peau et les os, suivant les expressions mêmes du sieur L.... Il est affaibli jusqu'au dernier degré par une diarrhée combattue sans succès depuis un mois. L'enfant veut se nourrir, mais son estomac se refuse à garder aucun aliment, aussi léger, et en aussi petite quantité qu'il puisse être. C'est un véritable filtre.

Le 14 juillet, M. le docteur Hirigoyen prescrit l'usage de la **Conserve analeptique**. Le petit malade ne vomit plus. Il se nourrit, et reprend en peu de jours.

Observation VI.

28 juillet 1861. — M. N..., a un enfant de quatre mois, d'une chétivité extrême. Il dépérit de jour en jour. Il a eu une nourrice dont le lait était mauvais. On le nourrit au biberon. Dès qu'il a commencé à se nourrir exclusivement avec la **Conserve analeptique**, son état s'améliore, et on le cite bientôt comme un *bel enfant*.

Observation VII.

Le 25 août 1861, mademoiselle Labat, sage-femme, est appelée chez madame Françoise Gampe, rue du Temps-Passé, 46, dont l'enfant, âgé d'un mois et demi, est vivement fatigué par une diarrhée et des vomissements qui l'affaiblissent de jour en jour. Elle ne peut arrêter ni les vomissements ni la diarrhée. L'enfant refuse tout ce qu'on lui présente, ou, s'il le prend, son estomac le rejette aussitôt. La mort est imminente. Le pouls est d'une faiblesse extrême, le teint livide et le regard terne.

Mademoiselle Labat prescrit alors l'usage de la **Conserve analeptique**. On la prépare avec du lait coupé avec un tiers d'eau On lui en fait prendre une cuillerée à soupe de quart-d'heure en quart-d'heure, pour ne pas fatiguer son estomac affaibli. Cet aliment est agréé. On rapproche la distance et on donne au second jour la bouillie, par tasses, d'heure en heure. Les vomissements ne se présentent plus. La diarrhée diminue, et peu de jours après, l'enfant, dont l'œil s'est ranimé, ne donne plus aucune inquiétude. On le nourrit exclusivement avec la **Conserve**, et on le cite bientôt dans le quartier comme un *bel enfant*.

Observation VIII.

6 septembre 1861. — L'enfant de madame Barayl, rue Française, 34, est âgé de sept mois. Il est dans l'étisie. Il est affaibli par des vomissements et la diarrhée. Il ne peut garder aucun aliment. M. le docteur Labatut, qui le visite, désespère de le sauver. Il a eu deux nourrices mauvaises. Il est allaité par une chèvre. Madame Cazeaux (Obs. IV) lui parle de la **Conserve analeptique** qui a été si salutaire à son enfant, et lui en prépare aussitôt. L'enfant la garde. On continue à en faire usage ; les vomissements et la diarrhée disparaissent. L'enfant jouit d'une santé et d'un embonpoint remarquables.

Observation IX.

18 septembre 1861. — M. X..., raffineur, rue Sainte-Croix, a un enfant de dix-huit mois. Il a eu deux nourrices. Il est sevré depuis un mois et demi. Il acceptait au début toute espèce d'aliments ; mais bientôt son estomac est affaibli par une nourriture trop substantielle. Il vomit tout. La **Conserve analeptique** est seule agréée. Il se remet promptement.

Observation X.

25 septembre 1861. — Madame Alliot, rue Mautrec, 12, a un enfant de sept mois. Il est chétif. On l'a retiré à sa nourrice pour cause de maladie. On a essayé de lui donner la bouillie ordinaire, du sagou, des bouillons légers. Il refuse tout. Il accepte la **Conserve analeptique**, et reprend en peu de jours. La dentition s'opère sans accident.

Observation XI.

Le 29 novembre 1861, madame Labat, sage-femme, prescrit l'usage de la **Conserve analeptique** à l'enfant de madame Nadeau, rue Terre-Nègre. Il a quatre mois. Sa nourrice manque de lait, et une chétivité extrême en résulte. L'enfant veut vivre, comme dit la mère. L'alimentation bienfaisante à laquelle il est soumis lui donne bientôt des forces. Il est très friand de la bouillie à base de **Conserve** et refuse le sein. Il se remet bientôt, et jouit d'une santé parfaite.

Observation XII.

Le 2 octobre 1861, sur la prescription du docteur Cazauvielh, une femme de la Brède soumet à l'allaitement par la **Conserve analeptique** son enfant âgé de deux mois. Il n'a pas eu de nourrice. Allaité au biberon jusqu'à ce moment, il a toujours souffert de coliques et de diarrhée. Parfois il vomit le lait qu'on lui a fait prendre. Il profite sous l'influence de la nouvelle alimentation, et n'éprouve aucun dérangement.

Observation XIII.

La femme de M. Simonet (Léopold) a été accouchée par madame Labat. Elle n'a pas de nourrice au moment des couches. Madame Labat conseille, en attendant, l'usage de la **Conserve analeptique**. On la prépare d'abord à l'eau, puis au lait coupé. L'enfant s'en trouve si bien, qu'on ne cherche plus de nourrice, et il est exclusivement nourri par la bouillie à la **Conserve**. Pas le moindre accident n'est venu affliger le nourrisson, qui est magnifique.

Observation XIV.

Madame Delphe, accoucheuse, visite l'enfant de M. Servan. tailleur, rue de la Devise-Saint-Pierre, 6. Sa mère le nourrit, mais elle est fatiguée et ne peut continuer à allaiter son enfant. A un mois elle essaie l'alimentation par la **Conserve analeptique**. L'enfant s'en trouve bien, mais sa mère continue à lui donner le sein. Peu après, elle le sèvre complétement. L'enfant est en bonne santé.

Obsrvation XV.

1er mars 1862. — Madame F... habite aux environs de Créon. Elle ne veut pas confier son enfant à une nourrice, et elle le fait allaiter par une chèvre. Mais il est sans cesse éprouvé par des coliques. Il est pâle et chétif. On lui conseille alors la Conserve analeptique Elle en fait usage, et l'enfant en est très friand. On ne lui donne pas d'autre aliment. Les coliques ne le fatiguent plus. Il a quatre mois. Madame F... nous raconte alors que son médecin, voyant un si bel enfant, lui donne un an d'âge, et ne peut croire qu'il n'a que quatre mois.

Observation XVI.

Madame de C... a un enfant chétif. Il ne veut prendre aucune nourriture. Il vomit tout ce qu'on lui présente. Elle fait usage de la **Conserve analeptique**, et son enfant acquiert bientôt un embonpoint et une fraicheur peu commune.

Observation XVII.

24 mars 1862. — Madame d'A..., chemin d'Arès, 4, a un enfant venu avant terme. Sa chétivité est extrême. Il donne des inquiétudes. On le soumet à l'alimentation par la **Conserve analeptique**. L'enfant devient superbe.

Observation XVIII.

15 mars 1862. — L'enfant de madame L... est âgé de trois mois. Sa nourrice étant mauvaise, on a dû en changer. Il est excessivement faible, refuse tout, même le sein. On le soumet alors à l'alimentation par la **Conserve analeptique**. Il la prend avec plaisir, ses forces reviennent. Il ne prend pas d'autre nourriture. Il jouit d'une santé parfaite.

Observation XIX.

31 mars 1862. — M. G... employé à la banque, a un enfant mal nourri. A quarante jours, il a été obligé de le retirer à sa nourrice. Il est à toute extrémité, ne veut rien prendre. On lui donne de la bouillie à base de **Conserve analeptique**. Il l'accepte. Quinze jours suffisent pour le rendre méconnaissable. Il est exclusivement nourri à la **Conserve** : c'est un enfant magnifique.

Observation XX.

13 avril 1862. — L'enfant de M. Bareyre, jardinier à La Brède, a quinze jours. M. le docteur Cazauvielh déclare qu'il est mal nourri et prescrit une nourriture légère. Madame Bareyre ayant entendu vanter la **Conserve analeptique** essaye de ce mode d'alimentation. Jusqu'à l'âge de huit mois, il ne prend pas d'autre nourriture. Il n'éprouve ni coliques ni vomissements, et devient magnifique.

Observation XXI.

14 août 1862. — L'enfant de M. X... a cinq mois. Il est pâle, chétif, triste. On le nourrit dès cette époque avec la **Conserve analeptique**. Il devient fort, et avec la santé renaissent ses couleurs et son sourire.

Observation XXII.

6 mai 1862. — L'enfant de madame C..., à Libourne, avait une nourrice dont le lait était insuffisant. On a dû le lui retirer. On a essayé l'alimentation par le biberon. Mais l'enfant n'est pas suffisamment nourri. Il est faible et a parfois des vomissements. Il a trois mois. On essaie alors de le nourrir avec la **Conserve analeptique**. A sept mois c'est un enfant superbe.

Observation XXIII.

12 juillet 1862. — Cette observation est des plus remarquables. L'enfant de madame Paillou, rue de l'Estey-de-Bègles, 56, âgé de sept mois, était à toute extrémité. Les vomissements et la diarrhée l'avaient rendu étique. Son estomac refuse tout ce qu'on essaie de lui faire prendre. Sa faiblesse est désespérante. Il s'éteint faute d'être nourri. Le pharmacien de M. Paillou lui a assuré que son enfant ne vivrait pas un mois. Son médecin, M. Labatut, a déclaré, peu de jours après, qu'il succomberait dans les vingt-quatre heures.

La mère se désolait, quand une de ses connaissances, qui lui rendait visite, l'engage à essayer la **Conserve analeptique**, et lui cite quelques exemples de succès.

On lui donne d'abord à l'eau, et l'estomac de l'enfant l'accepte. Il ne vomit plus. On lui mêle au lait ; on lui en fait prendre plus fréquemment, et en cinq jours il a consommé un flacon de **Conserve**. La diarrhée a disparu. On le nourrit exclusivement avec la bouillie au lait pur et à la **Conserve** : les digestions sont parfaites. Il a pris des couleurs et de l'embonpoint.

Observation XXIV.

16 juillet 1863. — M. X..., employé au chemin de fer du Midi, a un enfant de trois mois. Il a eu deux nourrices; toutes les deux étaient mauvaises. La dernière lui a communiqué une sorte d'ulcère dont la nature n'est pas bien caractérisée. La langue en est le siége. La nourrice étant congédiée, le médecin s'oppose à ce qu'on en prenne une troisième, qui pourrait être infectée par le nourrisson du même mal. Il prescrit l'allaitement au biberon. Quelques jours après, le corps de l'enfant est couvert d'irruptions. Il est d'une chétivité extrême. Le lait seul ne le nourrit que très imparfaitement. Il vomit de temps en temps, refuse toute sorte de bouillie et dépérit de jour en jour. Une connaissance de M. X... lui parle alors de la **Conserve analeptique**. Il essaie, et son enfant est parfaitement nourri. Il revient à la santé, ce qui permet de soigner, autant que le permet son âge, le mal que lui a donné sa nourrice. Il prend avec avidité sa bouillie à base de **Conserve**.

Observation XXV.

L'enfant de M. Paradeau, rue des Ayres, 6, a un mois ; il est nourri au biberon. Son estomac rejette ce qu'on lui donne. Il est dans un état d'amaigrissement déplorable. Il reprend, en peu de jours, sous l'influence de la **Conserve analeptique**.

Observation XXVI.

L'enfant M. de Eyquem, rue Guiraude, 1, est âgé de deux mois. Il en est à sa troisième nourrice. Celle-ci a peu de lait; M. le docteur Hirigoyen prescrit l'alimentation mixte. On lui donne, en même temps que le sein, la bouillie avec la **Conserve analeptique**. Ce genre d'alimentation réussit très bien, et l'enfant, qui n'avait pas assez du lait insuffisant de la nourrice, est en parfaite santé Il n'éprouve ni vomissements, ni diarrhée.

Observation XXVII.

26 octobre 1862. — M. le docteur Hirigoyen visite l'enfant de M. Corbineau, cours Cicé, 59. Il est âgé de 4 mois et privé de nourrice. Il est chétif et exténué par une diarrhée tenace qu'aucun remède ne peut faire disparaître. M. le docteur Hirigoyen prescrit l'usage de la **Conserve analeptique.** Il se remet bientôt. Les fonctions de digestion se rétablissent, et l'enfant peut attendre l'arrivée d'une bonne nourrice. Il est magnifique.

Observation XXVIII.

28 octobre 1861. — M. N..., a un enfant de cinq semaines. La mère est très faible et a peu de lait. Elle veut cependant nourrir elle-même son enfant, ce qui l'affaiblit davantage. M. le docteur Rey conseille l'emploi de la **Conserve analeptique.** Dès lors la mère se fatigue moins, l'enfant est mieux nourri, et jouit d'une santé parfaite.

Observation XXIX.

29 octobre 1861. — M. le docteur Buisson est appelé par M. B..... Son enfant est âgé d'un an. Il a été nourri avec du mauvais lait. Il n'est pas précipisément malade, mais sa faiblesse est grande. Il prend à peine le nécessaire pour se soutenir. Un peu de bouillon, du jus de viande, forment sa nourriture. Il la prend avec dégoût, et la digestion est imparfaite. On le soumet à l'usage de la **Conserve analeptique.** L'enfant l'agrée avec plaisir. On la lui prépare au lait et au bouillon. Sa digestion est rétablie, et il peut être bientôt soumis à une alimentation plus substantielle.

Observation XXX.

30 octobre 1861. — Madame L...., nourrit elle-même son enfant. Cela la fatigue beaucoup et l'enfant n'est pas suffisamment nourri. Il a un mois. M. le docteur Sarraméa prescrit l'alimen-

tation mixte. On donne à l'enfant de la bouillie à la **Conserve analeptique**, en alternant avec le sein. La mère et l'enfant s'en trouvent mieux. En lui donnant sa bouillie quand on le couche, il dort parfaitement, et n'a pas besoin du sein pendant la nuit, ce qui permet à la mère de prendre le repos qui lui est nécessaire. Il est très friand de cette nourriture et refuse bientôt le sein. Il est dès ce moment nourri exclusivement avec la **Conserve analeptique**.

Observation XXXI.

30 octobre 1861. — Madame Chabret, sage-femme à La Réole, prescrit à madame X.... l'usage de la **Conserve analeptique**. Son enfant a eu trois nourrices; il est d'une maigreur extrême; il vomit tout. Sa mère est désespérée, car elle a déjà perdu quatre enfants durant la période de l'allaitement. Celui-ci prend plaisir la **Conserve analeptique** et recouvre la santé.

Nous pourrions multiplier nos citations. Nous croyons toutefois que celles qui précèdent, *toutes concluantes*, sont en assez grand nombre pour donner une idée de l'utilité pratique de notre produit. Chaque jour, du reste, nous recevons les félicitations les plus encourageantes et l'approbation de quelques membres du corps médical.

Aussi notre **Conserve analeptique** prend-elle une extension pleinement justifiée par les bons effets constatés par l'expérience.

La **CONSERVE ANALEPTIQUE** se vend en flacons en verre bleu, portant ces mots en relief: **P. DUTAUT**, pharmacien, **BORDEAUX**. Le bouchon est recouvert d'une bande portant la **marque de fabrique** et la **signature de l'inventeur**, puis d'une **capsule oronge** avec ces mots: **CONSERVE ANALEPTIQUE, DUTAUT, BORDEAUX.** Enfin l'étiquette elle-même est revêtue de la **marque de fabrique** et de la **signature de l'inventeur** reproduites ci-dessous :

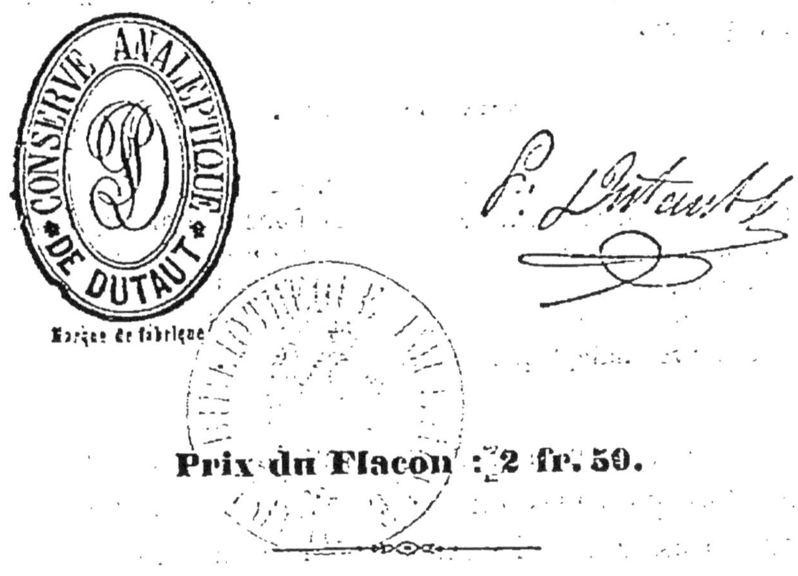

Prix du Flacon : 2 fr. 50.

ENTREPOT GÉNÉRAL A BORDEAUX

Pharmacie DUTAUT, rue Esprit-des-Lois, 18.

A PARIS

Pharmacie J. BRETONNEAU, Pharmacien de S. M. l'Empereur.

6, RUE MARENGO, 6.

Limoges. — Typ. F. F. Ardant frères.

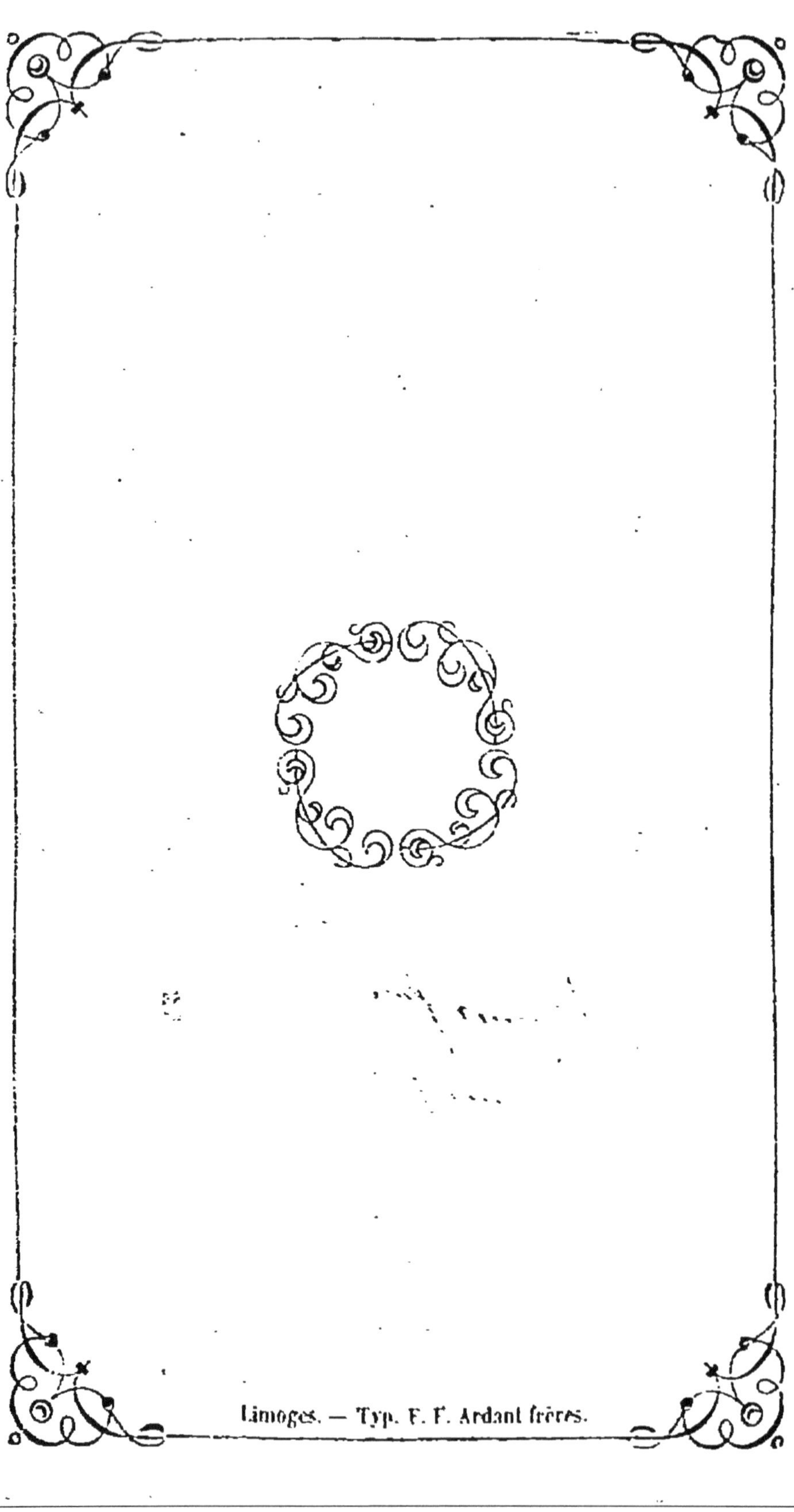

Limoges. — Typ. F. F. Ardant frères.

www.ingramcontent.com/pod-product-compliance
Ingram Content Group UK Ltd.
Pitfield, Milton Keynes, MK11 3LW, UK
UKHW012249240726
13966UKWH00004B/1356